DE LA

LYMPHANGITE AIGUE

A FORME GANGRENEUSE

PAR

Le Dr Ad. JALAGUIER,
Prosecteur de la Faculté,
Ancien interne des hôpitaux de Paris,
Membre de la Société anatomique.

PARIS
G. MASSON, EDITEUR
LIBRAIRE DE L'ACADÉMIE DE MÉDECINE
120, Boulevard Saint-Germain et rue de l'Eperon
EN FACE DE L'ECOLE DE MÉDECINE

1880

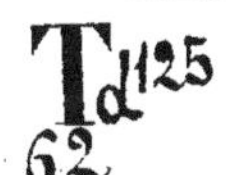

DE LA

LYMPHANGITE AIGUE

A FORME GANGRÉNEUSE

A LA MÉMOIRE

DE MON GRAND-PÈRE MARQUEZ

Docteur en pharmacie de la Faculté de Madrid.

A MON PÈRE, A MA MÈRE

A MES FRÈRES ET SŒURS

A MES AMIS

Marquez.

A MON PRÉSIDENT DE THÈSE

M. LE DOCTEUR BOUCHARD

Professeur à la Faculté de médecine,
Médecin des hôpitaux.

A MON MAITRE

M. LE DOCTEUR RIGAL

Professeur agrégé à la Faculté de médecine,
Médecin des hôpitaux.

DE LA

LYMPHANGITE AIGUE

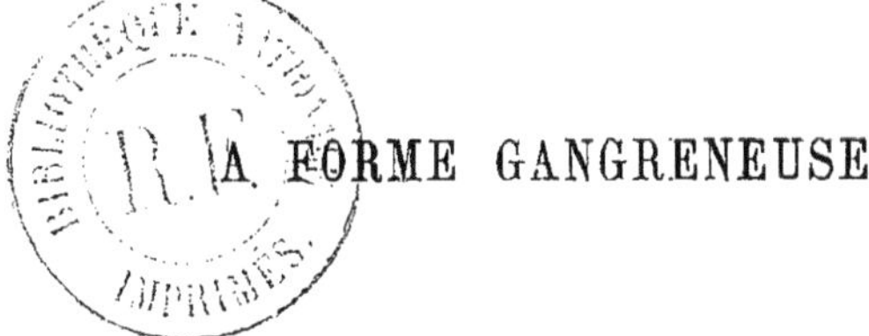

A FORME GANGRENEUSE

PAR

Le D[r] Ad. JALAGUIER,
Prosecteur de la Faculté,
Ancien interne des hôpitaux de Paris,
Membre de la Société anatomique.

PARIS
G. MASSON, EDITEUR
LIBRAIRE DE L'ACADÉMIE DE MÉDECINE
120, Boulevard Saint-Germain et rue de l'Eperon
EN FACE DE L'ECOLE DE MÉDECINE

1880

DE
LA LYMPHANGITE
A FORME GANGRÉNEUSE

INTRODUCTION.

A la fin du mois de décembre 1879, j'eus l'occasion d'observer, dans le service de M. le professeur Richet, un malade atteint d'une forme de lymphangite excessivement grave : la peau du membre inférieur se mortifia rapidement dans une immense étendue, et malgré le traitement énergique qui fut mis en œuvre, cet homme ne tarda pas à succomber.

Depuis lors, grâce à la bienveillance de plusieurs de mes maîtres et à l'obligeance de mes collègues, il m'a été donné de voir d'autres cas tout à fait semblables, et je me suis décidé à entreprendre ce travail sur la *lymphangite à forme gangréneuse*. — Je me suis aperçu dès mes premières recherches que cette tâche était fort délicate. En effet, il m'était impossible de ne pas aborder certains sujets de pathologie chirurgicale, sur lesquels la lumière est encore bien loin d'être faite ; je veux parler des inflammations diverses du système tégumentaire et du tissu cellulaire sous-cutané, considérées au point de vue des rapports qu'elles affectent les unes avec les autres, et des différences qui les séparent.

L'érysipèle, la lymphangite et le phlegmon diffus, sont des affections fort voisines et qui se combinent bien souvent ; de sorte que, s'il est possible d'assigner à un cas type de chacune de ces maladies des caractères particuliers, la distinction est fort difficile. pour ne pas dire impossible, dans les cas mixtes, et ces cas sont bien loin d'être rares.

Ainsi que le disait M. le professeur Verneuil à la Société de chirurgie, dans la séance du 12 juin 1872 : « On voit des accidents que l'on diagnostique érysipèle un jour, et qui le lendemain sont une angioleucite, et réciproquement. »

L'anatomie pathologique ne vient que bien peu en aide à la clinique pour marquer la séparation. La peau et le tissu qui la double sont étroitement unis, et les maladies de l'une se propagent toujours plus ou moins jusqu'à l'autre; à plus forte raison, les éléments anatomiques qui entrent dans la constitution de ces organes ne sauraient-ils souffrir isolément et chacun pour son propre compte ; ils vivent d'une vie commune et tellement intime, que le mal qui frappe l'un d'eux, atteint presque nécessairement les autres, sinon du même coup, du moins à bref délai. Voici, par exemple, l'érysipèle ; il se traduit essentiellement par les lésions d'une *dermite* ; mais à côté de cette altération principale on trouve une lésion plus ou moins étendue du système lymphatique (Renaut, th. de doct., 1874). Quant à l'angioleucite, si elle a d'abord été localisée dans les réseaux et dans les troncs lymphatiques, elle ne tarde guère à réagir sur les éléments du derme, où se produisent alors les lésions mêmes de l'érysipèle. C'est là un fait sur lequel je me propose de revenir plus tard avec quelques détails.

La seule différence entre ces deux affections se réduit à une question de point de départ, et de degré dans les altérations.

La lymphangite aboutit à la dermite; mais, pendant un certain temps, la première a, sinon existé tout à fait seule, du moins notablement primé la seconde, et elle s'est traduite alors par divers symptômes qui lui sont propres.

C'est pour cela que j'ai cru devoir intituler ce travail : « De la lymphangite à forme gangréneuse. » Tous les cas que je rapporte, et dont l'analyse m'a fourni les éléments de la description qui va suivre, ont été des lymphangites types pendant une période plus ou moins longue ; la gangrène de la peau s'est manifestée à la suite d'un processus assez spécial, et qui a été toujours très sensiblement le même.

Telles sont les diverses considérations qui m'ont conduit à penser que les faits dans lesquels la gangrène de la peau a été amenée par une maladie qui a d'abord manifestement siégé surtout dans les lymphatiques méritaient d'être séparés des autres inflammations gangréneuses des téguments, et d'être groupés sous une désignation particulière.

Ce travail sera divisé en deux parties :

La première partie comprendra :

1° *Un chapitre* consacré à un aperçu historique de la question ;

2° *Un chapitre* dans lequel, après l'exposé des principaux caractères d'une observation de lymphangite gangréneuse, sera donné un examen histologique détaillé qui permettra de rechercher les rapports de la lymphangite et de l'érysipèle.

Dans la seconde partie, j'essaierai, à l'aide des observations que j'ai pu recueillir, de tracer l'histoire de la lymphangite à forme gangreneuse.

Qu'il me soit permis, avant d'aborder mon sujet, de remercier ici mon excellent maître M. Richet, à qui je dois l'idée première de ce travail, et MM. Delens, Duplay, Fournier, L. Labbé, Mauriac et Verneuil, qui m'ont, avec une extrême bienveillance, communiqué leurs observations et aidé de leurs savants conseils.

PREMIÈRE PARTIE

CHAPITRE PREMIER

HISTORIQUE.

Les conditions dans lesquelles survient la gangrène de la peau, pendant le cours d'une lymphangite, n'ont été que bien peu étudiées jusqu'ici.

Il y a cinquante ans, l'inflammation des vaisseaux lymphatiques était elle-même à peu près inconnue, et tous les cas de mortification des téguments qui pouvaient se présenter étaient invariablement rapportés à des érysipèles gangréneux ou phlegmoneux. M. Bouillaud, en 1834 (Bouillaud, Dict. en 15 vol., t. XI, p. 286), écrivait sur la lymphangite un court article dans lequel il n'est même pas fait mention de la gangrène, au chapitre des complications.

L'année suivante paraissait, dans les Archives de médecine, l'important travail de Velpeau, qui marquait définitivement la place de la lymphangite dans le cadre nosologique. Les caractères de la gangrène qui apparaît parfois dans cette maladie sont nettement indiqués dans ce mémoire (Velpeau, Arch. gén. de méd., 1835, t. VIII, p. 319): « La peau, qui se couvre souvent de larges phlyctènes, présente quelquefois çà et là des eschares, des plaques mortifiées ; ces plaques ont ceci de particulier qu'elles sont grises, d'un blanc jaunâtre, ramollies, comme boursouflées et dans un état de fonte purulente, plutôt que de gangrène. »

Ollivier (d'Angers) (Dict. en 30 vol., 1838, t. XVIII, p. 350) n'ajouta rien à la description de Velpeau, et, depuis cette époque jusqu'à nos jours, c'est à peine si nous avons pu trouver quelques traces indiquant que la gangrène est l'une des complications possibles de la lymphangite.

J. Roux (de Toulon), dans un court mais très bon mémoire paru en 1842 (J. Roux, Gazette médicale de Paris, 1842, n° 4, p. 56), décrivit de main de maître l'angioleucite réticulaire, que n'avait fait qu'indiquer Velpeau. Il n'avait pas observé de gangrène proprement dite des téguments ; mais il avait vu se former d'immenses phlyctènes.

Turrel, deux ans plus tard, compléta dans sa thèse la description donnée par J. Roux, son maître, et, parmi les observations consignées dans son travail, il s'en trouve une où la gangrène vint compliquer l'angioleucite.

Les auteurs du Compendium en 1851 (Comp. chir., t. II, p. 76) nomment seulement la gangrène parmi les complications possibles de la lymphangite chez les vieillards.

Nélaton eut, en 1852, dans son service à l'hôpital des Cliniques, un malade atteint d'angioleucite grave du membre inférieur; elle détermina la formation de phlyctènes et une eschare blanchâtre de la peau au niveau de la malléole. Nélaton consacra à cette observation une leçon clinique qui est très brièvement résumée dans la thèse d'un de ses élèves, Delay (Delay, Th., Paris, 1852). Depuis lors, les divers travaux publiés sur la matière se bornent à enregistrer la gangrène parmi les accidents de la lymphangite, et presque partout c'est la description de Velpeau qui se trouve plus ou moins reproduite.

Cependant, en 1865, le professeur Richet, ayant eu dans son service une observation de lymphangite qui se traduisit par une exsudation pseudo-membraneuse et par une mortification de la peau d'un doigt, fit faire une thèse sur ce sujet (Escorne, th. de Paris, 1866, d'un cas de lymphangite pseudo-membraneuse). Un nouveau cas de lymphangite pseudo-membraneuse et gangréneuse se présenta dans le service de M. Richet, à l'hôpital des Cliniques, en janvier 1871. M. Richet insista longuement sur les caractères de cette maladie, qui permettent de la différencier des érysipèles gangréneux vulgaires et des phlegmons diffus; notre ami le docteur F. Dreyfous a bien voulu nous communiquer les notes qu'il recueillait à cette époque à la clinique du professeur Richet. Ce cas ne fut pas publié.

En 1872, M. Bourel-Roncière fit paraître, dans les Ar chives de médecine navale, un intéressant rapport sur la station navale du Brésil et de La Plata (Bourel-Roncière, Arch. méd. navale, 1872, t. XVII, XVIII, XIX).

Ce travail renferme une étude fort complète d'une classe d'angioleucites, dites *érysipèles de Rio*, et qui, dans ces régions, sont sous la dépendance de l'infection palustre.

M. Bourel-Roncière décrit un certain nombre de variétés, dont plusieurs ne rentrent pas dans notre sujet, car elles se rapprochent de ces singulières maladies des organes lymphatiques plus ou moins analogues à l'éléphantiasis, dont M. Vinson (Arch. méd., nav. 1877), et M. Mazaé-Azéma (Traité de la lymphangite endémique des pays chauds, Saint-Denis (Réunion), 1878 et 1879), nous ont donné l'histoire dans ces dernières années. Mais parmi ces formes, il en est une, celle que M. Bourel-Roncière étudie au tome XIX, p. 335 et suivantes, qui nous intéresse tout spécialement.

Le *lymphangites primitives de Rio-Janeiro*, connues autrefois sous le nom d'érysipèles de Rio, de lymphangites érysipélateuses, d'érysipèles angio-lymphatiques, etc...., répondent à un ordre de maladies qui « semblent inconnues en Europe, car les classiques en font à peine mention.»

Elles peuvent se présenter indépendamment de toute

lésion extérieure et sous l'influence de causes générales très souvent épidémiques. « On doit les ranger dans le groupe des expressions paludéennes auxquelles on a donné le nom de fièvres larvées. »

Nous ne sommes pas en mesure d'apprécier ces conditions étiologiques et nous ne pouvons qu'accepter les conclusions de l'auteur.

Au point de vue symptomatologique, M. Bourel-Roncière étudie deux espèces de lymphangites ; l'une qui, débutant sans expression précise de siège, se développe dans un ou plusieurs points, soit en même temps, soit successivement. Cette variété ne touche que de très loin à notre sujet.

L'autre est la « *lymphangite circonscrite* » dans un point déterminé ; cette forme, par ses causes, sa marche et ses complications, mérite de nous arrêter.

Les excoriations de la gale, les ulcères, les blessures, lui donnent naissance.

Elle débute soit par l'engorgement ganglionnaire, soit par l'apparition de cordons douloureux et noueux sur le trajet des vaisseaux lymphatiques ; soit enfin par le gonflement et la rougeur des régions voisines de « quelque lésion externe qui a été la cause provocatrice ».

En même temps la fièvre s'allume ; on note de la céphalalgie et des vomissements.

La maladie peut se terminer par résolution, et alors ce sont les phénomènes généraux qui se calment les premiers, du deuxième au quatrième jour ; puis les accidents locaux s'amendent à leur tour et, au bout d'un temps variable, tout est rentré dans l'ordre.

Dans des cas moins heureux, la maladie passe à l'état chronique.

Enfin, il n'est pas rare d'observer la terminaison par

suppuration. On voit les symptômes généraux persister en s'aggravant, le travail pyogénique est annoncé par la forme de la fièvre, qui prend un caractère intermittent.

Les désordres locaux augmentent et tendent à la suppuration ; celle-ci est prompte à se faire, surtout dans les cas où l'inflammation est superficielle, et lorsque le pus se forme dans un seul foyer.

Dans d'autres cas, elle est plus lente à se produire, il se forme à côté d'un premier abcès une série de collections, et parfois, dans ces foyers secondaires, la fonte purulente se fait avec une rapidité surprenante.

« La suppuration ne s'effectue pas toujours de cette manière, seulement dans les points primitivement affectés. Ainsi, dans les lymphangites phlycténoïdes, elle succède quelquefois à la rupture des phlyctènes soulevées sur toute la superficie enflammée, elle ne manque jamais quand, sur cette surface, soit par l'effet de l'intensité de la maladie soit par la spécificité de la phlogose, il s'est manifesté quelques eschares gangréneuses, comme il est habituel d'en rencontrer dans ces conditions. »

La terminaison par gangrène est fréquente dans la lymphangite du scrotum et dans celle des membres inférieurs, lorsque ceux-ci ont été attaqués à plusieurs reprises par la forme phlycténoïde intense. Cette terminaison s'annonce par les phénomènes généraux et locaux. La région malade devient le siège de douleurs aiguës qui ne s'exaspèrent pas par la pression, le gonflement est assez considérable, il présente une rougeur obscure, et donne la sensation d'une certaine élasticité.

L'intelligence s'obscurcit, on observe des paroxysmes fébriles suivis de prostration des forces.

La gangrène peut survenir en quarante-huit heures.

Parfois la mort arrive avant l'apparition de la gangrène.

Si le malade résiste à ces premiers accidents, la rougeur locale devient plus intense, elle prend une teinte livide et violacée; en un ou plusieurs points de la région affectée, se montrent des phlyctènes gonflées d'un liquide citrin ou chocolat, la douleur devient insupportable, la langue se dessèche, les dents sont fuligineuses comme dans les états typhoïdes.

Au bout d'un temps variable, les phlyctènes se rompent en laissant à découvert des eschares plus ou moins étendues; la formation de ces eschares est marquée par la cessation des douleurs, le pouls devient petit, misérable, en même temps que se déclarent les phénomènes gastriques et cérébraux les plus graves, qui enlèvent le malade, pour peu que la gangrène soit étendue et profonde.

Si pourtant elle est limitée et si de nouvelles attaques ne viennent pas s'ajouter à la gravité du cas, on peut espérer de voir la maladie se terminer favorablement, parce que la marche désorganisatrice de la maladie est arrêtée.

Les *phlyctènes* ne se montrent pas seulement dans les lymphangites gangréneuses, elles peuvent apparaître dans tous les cas de lymphangite circonscrite, spécialement quand les lymphatiques superficiels sont atteints et quand la maladie revêt un aspect complètement érysipélateux. Elles sont plus fréquentes dans les lymphangites du scrotum et des membres inférieurs que dans les lymphangites des autres parties. Toutes les fois qu'elles se montrent, la maladie offre à l'observation les phénomènes locaux les plus intenses.

Nous avons cru devoir donner complètement l'analyse de cette partie du travail de M. Bourel-Foncière, parce que l'affection qu'il étudie se rapproche singulièrement, ainsi que l'on pourra s'en convaincre, des cas de lymphangite que nous avons pu observer nous-même.

Les conditions étiologiques sont différentes, il est vrai, mais, au point de vue des symptômes tant locaux que généraux, la ressemblance est frappante.

Depuis la publication du travail de M. Bourel-Roncière, l'étude de la lymphangite à forme gangréneuse, a fait certains progrès.

M. Le Dentu, dans son article paru en 1875 dans le Dictionnaire de médecine et chirurgie pratiques, insiste sur la gangrène, il fait remarquer, avec juste raison, que cette complication peut se montrer dans deux conditions bien différentes : tantôt, en effet, l'angioleucite se transforme en phlegmon diffus et la mortification des téguments reconnaît alors pour cause ce phlegmon secondaire; tantôt, au contraire, les plaques de gangrène se montrent d'emblée sur la peau. C'est à cette catégorie de faits que se rattachent les exemples cités par Velpeau. (Arch. méd. 1835 et Dict. enc. des sciences médicales. Art. angioleucite 1870.)

C'est aussi de cette manière qu'est arrivée la mortification dans les cas que nous avons observés et dans ceux qui ont servi de point de départ aux recherches de M. le Dr Quinquaud.

M. Quinquaud, dès 1874, communiquait à l'Académie des sciences une courte note sur ce qu'il appelle l'œdème aigu angioleucitique : « Par places, dit-il, se montrent des phlyctènes remplies de sérosité albumineuse et de quelques leucocytes ; au-dessous se rencontrent des plaques gangréneuses d'un brun violacé ; ces plaques, exclusivement cutanées et séparées par du tissu à peu près sain, sont produites par une infiltration purulente et fibrineuse du derme seul. » Depuis, M. Quinquaud a eu l'occasion de poursuivre ses recherches sur ce sujet et il a bien voulu en résumer les résultats dans une note manuscrite qu'il m'a remise. Cette note a pour moi une grande importance en raison de la compétence de son auteur, et je prie M. Quinquaud de recevoir mes plus vifs remercîments.

« Sous le nom d'*œdème aigu angioleucitique*, dit M. Quinquaud, j'ai décrit une affection caractérisée par une lymphangite peut-être, septique s'accompagnant de gangrènes, de phlyctènes, souvent sans lésions phlegmoneuses.

« Ordinairement les membres, quelquefois le tronc, rarement la face, paraissent être le siège d'un phlegmon à la surface duquel on aurait appliqué un vésicatoire ayant déterminé çà et là l'apparition de bulles, de phlyctènes, d'eschares brunes ou blanchâtres situées à la surface des téguments. Les parties affectées semblent être le siège d'un érysipèle phlegmoneux avec gangrène superficielle, mais une simple incision montre qu'il n'en est est rien.

« Sur la limite de l'altération cutanée, on voit des rougeurs réticulaires, desquelles partent des traînées congestives de lymphangite des troncs coïncidant avec des adénolymphites.

« La fièvre est tantôt vive, le thermomètre s'élève à 39°,6, tantôt la chaleur ne dépasse guère 38°.

« Il se produit là des accidents septiques avec ou sans fièvre appréciable.

« A la suite des antiphlogistiques, parcimonieusement employés, après les bains et les incisions multiples, après les toniques à haute dose, on voit parfois la maladie s'arrêter, le travail éliminateur se produit, des lambeaux superficiels de parties mortifiées se détachent. D'autres fois la terminaison fatale survient au milieu d'accidents adynamiques. »

La maladie, telle que la décrit M. Quinquaud, par ses caractères anatomo-pathologiques et cliniques ne diffère que bien peu de ce que nous avons vu produire dans les douze observations que nous avons réunies à la fin de ce travail.

On pourra facilement s'en convaincre par la lecture de l'observation suivante, qu'il nous paraît nécessaire de donner ici dans tous ses détails ; c'est, en effet, l'observation *princeps*, pour ainsi dire, de ce travail, c'est après l'avoir recueillie que nous avons entrepris nos recherches ; nous la considérons comme un type autour duquel nous avons groupé un certain nombre de cas semblables. En outre, l'examen histologique des lésions cutanées a été pratiqué avec grand soin, et l'on pourra voir, par la discussion dont nous croyons devoir faire suivre l'exposé de cette observation, toute l'importance que nous attachons aux détails qui nous ont été révélés par le microscope.

CHAPITRE II.

Un homme de 55 ans, ne paraissant pas alcoolique, mais profondément misérable, reçut, le 24 décembre 1879, une légère blessure à la partie inférieure de la jambe droite. Cette petite plaie contuse devint le point de départ d'une rougeur d'abord limitée, mais qui remonta rapidement vers le genou ; et lorsque le malade entra à l'hôpital, trois jours après l'accident, une plaque de gangrène existait déjà au tiers moyen de la jambe ; l'épiderme était soulevé dans une grande étendue ; la rougeur atteignait la cuisse, et se prolongeait, par plusieurs traînées rouges d'angioleucite, et par des îlots irréguliers, jusqu'au triangle de Scarpa, où l'on pouvait sentir les ganglions engorgés et douloureux.

Les symptômes généraux étaient extrêmement graves ; fièvre intense, subdelirium.

Les jours suivants la gangrène des téguments fit sur la jambe de rapides progrès, pendant que de nouvelles plaques de sphacèle se montraient au-dessous et au-dessus du genou.

La mortification n'arrivait pas d'emblée, mais par une succession de phénomènes dont on pouvait aisément suivre l'apparition. Au niveau des parties primitivement rouges se produisait d'abord un soulèvement épidermique; un liquide roussâtre gonflait ces phlyctènes, et quand celles-ci étaient rompues, on apercevait recouvrant le derme une exsudation pultacée, blanchâtre, véritable pseudo-membrane, en tout analogue à ces productions diphthéroïdes qu'il n'est pas rare de voir se former sur les surfaces dénudées par l'application des vésicatoires.

Sous cette fausse membrane, modérément adhérente, on trouvait le derme rouge, avec un piqueté plus foncé; bientôt apparaissait une coloration jaune gris, qui devenait peu à peu plus foncée, et au bout de deux à trois jours on était en présence d'une plaque de sphacèle plus ou moins brunâtre, ordinairement d'une teinte feuille-morte.

Ces eschares complètement formées, offraient des caractères assez remarquables : Nettement limitées, minces et souples sans boursouflure, elles paraissaient légèrement déprimées ; on ne trouvait au-dessous d'elles aucune collection liquide, elles semblaient, au contraire, entièrement adhérentes ; une piqûre faite à leur niveau n'était sentie que si l'on enfonçait l'épingle au delà de l'épaisseur de la peau, et par les mouchetures faites ainsi en plusieurs points on voyait sourdre une petite quantité de sérosité légèrement louche.

Ces larges plaques mortifiées, avec leurs teintes variant depuis le brun noirâtre jusqu'au jaune gris, nuancées d'une façon bizarre, donnaient au membre malade un aspect tout à fait caractéristique.

Autour d'elles, on voyait le derme enflammé et depouillé d'épiderme dans une étendue considérable, recouvert d'un exsudat croupal blanc jaunâtre, et plus loin une rougeur diffuse, irrégulière, érysipélateuse par places, mais sans rebord, se prolongeant vers la racine de la cuisse par des îlots disséminés et des trainées de lymphangite.

On aurait pu croire à première vue à des brûlures d'intensité diverse suivant les points, depuis le plus léger érythème jusqu'aux lésions du troisième et du quatrième degré.

Le gonflement, peu marqué à la jambe, prenait au dessus de l'articulation du genou et sur la région externe de la cuisse, des proportions plus considérables. Il en était de même pour l'œdème, qui n'offrait nulle part la dureté qu'on observe dans le phlegmon au début, ni cet empâtement mollasse et spongieux qui se manifeste plus tard, lorsque se fait la mortification du tissu cellulaire.

Rien non plus ne rappelait ces érysipèles gangréneux qui se développent sur les membres œdématiés des sujets cachectiques. Enfin il n'y avait aucune analogie entre la maladie qui évoluait sous nos yeux et l'*érysipèle ou phlegmon bronze*, qui n'est qu'une septicémie foudroyante, envahissant d'emblée le tissu cellulaire sous-cutané, et caractérisée par la désorganisation rapide des tissus et le développement de gaz putrides.

Nous étions, mes collégues et moi, fort empêchés de

donner un nom à cette affection que nous n'avions encore jamais observée ; M. Richet diagnostiqua une *lymphangite pseudo-membraneuse et ganréneuse*, il avait vu déjà cette forme, fort peu commune et d'un pronostic à peu près fatal.

Des incisions larges et profondes furent pratiquées le 29 décembre, aussi bien sur les escharesque sur les points enflammés ; aucune de ces incisions ne donna issue à du pus. Au niveau des plaques mortifiées, on voyait la coupe du derme, gris noirâtre, aminci, très adhérent au tissu cellulaire sous-cutané, renfermant dans ses mailles un liquide louche. L'aponévrose, absolument, saine était couverte d'un lacis très riche de petits vaisseaux dilatés.

Dans les parties simplement enflammées, l'épiderme semblait gonflé ; le derme, manifestement épaissi, était rouge, dur, parcheminé, et était intimement uni au tissu cellulaire, infiltré d'un exsudat transparent, comme gélatineux.

Ce traitement si énergique resta sans effet. Les eschares déjà formées ne s'agrandirent guère, il est vrai, mais les surfaces dépouillées d'épiderme continuèrent à se mortifier par places.

Il ne se produisit pas de nouvelles phlyctènes. La rougeur s'étendit englobant les traînées de lymphangite, et la racine de la cuisse prenait un aspect phlegmoneux, quand le malade mourut le 1er janvier 1880, à 1 heure du matin.

Les symptômes généraux, fort graves dès le début, ne firent qu'augmenter jusqu'à la fin, et la mort arriva au milieu de l'adynamie la plus profonde.

Les urines, examinées avec grand soin, ne contenaient ni sucre, ni albumine. Aucun des grands viscères ne paraissait lésé.

L'autopsie nous montra une intégrité parfaite de tous les organes internes.

Du côté du membre malade, nous n'avons trouvé de pus ni dans les veines, ni dans les ganglions lymphatiques ; ces derniers se présentaient avec les caractères de l'inflammation à son début.

Quant à l'artère fémorale, elle était fortement athéromateuse.

Sur les points gangrenés, il n'y avait ni collection purulente, ni trace de décollement, mais adhérence intime entre la peau, le tissu cellulaire et l'aponévrose. Une pariicularité importante, et qu'il était facile de constater sur une coupe portant à l'union de l'eschare et du derme seulement enflammé, c'était l'étendue de la mortification, plus considérable dans les couches superficielles de la peau que dans ses couches profondes.

L'aponévrose était saine ainsi que les muscles et les autres organes sous-jacents.

Autour des eschares, on pouvait constater dans une étendue de quatre à cinq centimètres une infiltration puriforme, blanchâtre. Cette infiltration se montrait beaucoup plus étendue, et plus intense à la partie supérieure de la cuisse et elle donnait au tissu cellulaire sous-cutané l'apparence qu'il présente au début du phlegmon diffus.

En un seul point on rencontrait du pus collecté ; c'était au niveau de la bourse prérotulienne. L'articulation du genou était tout à fait saine.

En somme, d'après les phénomènes que nous avions pu constater, pendant la vie, aussi bien que d'après la détermination des lésions rencontrées à l'autopsie, les altérations paraissaient avoir débuté par la superficie pour envahir ensuite, et secondairement, les couches profondes du derme et le tissu cellulaire sous-cutané en se succédant de la manière suivante: inflammation vive de la couche papillaire se traduisant par un soulèvement de l'epiderme et une exsudation fibrineuse sur la signification de laquelle nous aurons à revenir, puis mortification très superficielle d'abord, gagnant ensuite toute l'épaisseur de la peau et même plus profondément; le phlegmon sous-cutané, bien loin d'avoir précédé ou produit le sphacèle des téguments, s'était formé consécutivement et avec des caractères qui permettaient de le différencier, dans une certaine mesure, de l'inflammation première.

L'étude histologique des lésions est venue confirmer en grande partie cette hypothèse. De nombreux examens ont été pratiqués par mon savant ami Edouard Quénu, chef du laboratoire d'histologie des hôpitaux, qui a bien voulu m'aider de ses conseils pour l'interprétation rigoureuse de ses préparations, et la rédaction de ce qui va suivre.

Nous avons groupé en trois séries principales les diverses préparations que nous allons étudier.

Nous examinerons successivement :

Dans une première série, *trois* préparations de la plaque de gangrène qui est apparue la première à la jambe.

Dans une seconde série; d'abord *deux* préparations faites sur la limite du sphacèle, c'est-à-dire intéressant à la fois la peau mortifiée et la peau encore vivante; le lambeau qui les a fournies provenait de la partie inférieure et interne de la cuisse. Nous rapprocherons de ces deux pièces l'étude d'*une* coupe analogue portant sur la périphérie de l'eschare de la jambe.

Dans une troisième série, nous étudierons les lésions à la partie supérieure de la cuisse, dans une région simplement enflammée, *trois* préparations ont été faites; *une* qua trième au niveau d'une eschare.

En dernier lieu nous donnerons les résultats que nous ont fournis l'examen des ganglions lymphatiques, et celui de la fausse membrane exsudée à la surface du derme.

Soit en tout *douze* préparations.

Toutes ces préparations ont été soumises au durcissement par la gomme et par l'alcool, après avoir préalablement macéré dans l'alcool pendant un certain temps.

Elles ont été colorées par le picro-carmin, et montées dans la glycérine.

Première série.— *Plaque gangrenée.* (Jambe) : Prép. A. (Obj. 2, Verick, ocul. 1, tube levé. 100 diamètres.)

Sur cette préparation, nous pouvons constater, à ce faible grossissement, que de l'*épiderme* détruit, il ne reste plus que des débris.

Le *derme* est parcouru par des traînées de granulations jaunâtres.

A la *face profonde du derme* et *sous le derme*, les vaisseaux sont énormément dilatés et bourrés de globules rouges. Le tissu cellulo-adipeux sous-cutané est presque entièrement remplacé par des amas de globules blancs.

Obj. 6, (290 diam.) *Épiderme.* Cet examen confirme ce que nous avons dit plus haut, à savoir, la destruction de l'épiderme. A sa place, on ne trouve plus qu'une sorte de bordure granuleuse, jaunâtre, qui parait de nature fibrineuse, elle est parsemée de quelques globules blancs dégénérés.

Derme. Les traînées jaunâtres sont formées par une substance granuleuse que dissout l'acide acétique; cette substance, apparemment fibrineuse, est surtout abondante dans les parties superficielles de la peau, où elle étouffe, pour ainsi dire, les éléments conjonctifs ; on ne retrouve plus dans ces trainées superficielles de globules blancs intacts ; il est probable que les lencocytes prennent une part à la production de cette matière grenue, car, dans certains points de la préparation, on retrouve dans les traînées quelques globules en voie de régression.

Quant aux cellules fixes du tissu conjonctif, il est impossible de les retrouver ; elles sont englobées dans les traînées granuleuses interposées aux faisceaux.

Vaisseaux : 1° Les capillaires sanguins sont dilatés et bourrés de globules ; ils sont, pour la plupart, entourés de petits amas de cellules embryonnaires.

2° *Lymphatiques* : on distingue à peine la coupe de un ou deux vaisseaux lymphatiques : il nous est permis de croire que ces canaux sont masqués par la substance granuleuse qui infiltre le derme, car, en quelques points, on aperçoit au milieu de cette substance des fentes tapissées par un endothélium tuméfié, et remplies de leucocytes.

Face profonde du derme. Injection très vive des vaisseaux du tissu cellulo-adipeux : accumulation de leucocytes autour de ces vaisseaux : infiltration de leur paroi par des cellules rondes ; nombreuses cellules embryonnaires autour des vésicules adipeuses ; celles-ci ont en grande partie disparu, et à leur place existe une nappe de globules blancs.

Non loin des gros vaisseaux du tissu cellulaire sous-cutané, et plongé au milieu de cellules embryonnaires, se voit, coupé en long un vaisseau lymphatique assez volumineux, il est reconnaissable à son endothélium, et à l'absence d'hématies dans son intérieur. Sur les points où la préparation est très mince, on peut constater l'existence, entre les globules blancs, d'un réticulum délicat de fibrine.

En résumé les altérations de la peau sont d'autant plus marquées que l'on considère des couches plus superficielles.

Prép. B. (obj. 6). Mêmes lésions que dans la coupe précédente, seulement, on reconnaît plus nettement au milieu du derme les fentes lymphatiques : autour d'elles sont accumulées des granulations jaunâtres ; il s'agit bien de lymphatiques, en effet ; ces canaux volumineux, tapissés d'une couche de cellules endothéliales que l'on voit de profil, ont pour paroi le tissu conjonctif voisin, et de plus, ils ne renferment pas *un seul* globule rouge, mais un petit réticulum de fibrine et des globules blancs. Dans les vaisseaux sanguins, on trouve, parmi les globules rouges, beaucoup plus de leucocytes qu'à l'état normal.

Comme dans la préparation A, et d'une façon peut-être plus accentuée, les lésions sont extrêmement marquées à la superficie du derme. Dans ces couches superficielles, il n'existe plus qu'un détritus granuleux, parsemé de leucocytes dégénérés, masquant les faisceaux roses du tissu lamineux.

On aperçoit de plus, comme la coupe d'un vaisseau sanguin, rempli de fines granulations, sous forme d'un cercle finement pointillé.

Prép. C. (obj. 6). Cette coupe nous démontre la justesse de notre interprétation du cylindre granuleux ; ce sont des vaisseaux sanguins dont la paroi et la lumière sont remplies de granulations.

Cette préparation nous montre aussi les débris de l'épiderme, qui n'apparaît du reste que sous'unedfor e m la couche vaguement lamelleuse, colorée en jaune par le picro-carmin.

De ces trois examens il ressort clairement que les lésions sont d'autant plus intenses et d'autant plus anciennes, que l'on se rapproche davantage des parties superficielles de la peau. En effet, dans la profondeur du derme et dans le tissu cellulaire sous-cutané, les éléments sont encore très reconnaissables ; des îlots de cellules adipeuses persistent à peu près intacts ; le fin réticulum de fibrine interposé aux leucocytes n'a pas encore subi de régression ; les vaisseaux sanguins sont distendus, et renferment des leucocytes en excès, mais ils restent perméables.

Au contraire, dans la couche papillaire, et dans la partie immédiatement sous-jacente, il n'y a réellement plus de structure ; il ne reste plus que des faisceaux conjonctifs sans cellules, plongés au milieu d'une substance granuleuse; et une thrombose déja ancienne a oblitéré la plupart des vaisseaux sanguins. Nous avons le droit de conclure que là où les lésions sont les plus avancés, là aussi sont les lésions les plus anciennes; que le processus, en un mot, a débuté par les parties superficielles. Nous notons l'existence de quelques fentes lymphatiques au milieu du tissu malade; il est plus que probable qu'un grand nombre de ces fentes nous sont masquées par l'intensité même des lésions.

Nous indiquons comme lésions secondaires, celles du tissu sous-cutané; ce sont les altérations du phlegmon, avec lymphangite des troncules, et participation plus ou moins grande des vaisseaux sanguins au processus phlegmasique (périartérite et périphlébite, mais sans thromboses.

Deuxième série : (union de l'eschare et de la peau non gangrenée. — Partie inférieure et interne de la cuisse. Nous avons étudié successivement la portion gangrenée et la portion simplement enflammée.)

Prép. A. (obj. 2). Dans les points paraissant gangrenés à l'œil nu, il n'existe plus que des débris d'épiderme : dans les autres parties, au contraire, on reconnaît l'épiderme avec ses prolongements interpapillaires. Dans la portion gauche de la préparation (pas encore gangrenée), la partie superficielle du derme semble très malade.

Sous la peau on trouve les vaisseaux sanguins bourrés d'hématies, et le tissu cellulo-adipeux est transformé en cellules embryonnaires ; dans les couches plus profondes enfin, existe une véritable nappe de globules blancs.

(Obj. 6). *Première partie, gangrenée* (occupant le côté droit de la préparation.)

Épiderme. — L'épiderme n'est plus représenté que par des séries de lamelles, plus ou moins dissociées, et formant des espaces remplis de globules blancs dégénérés. A la surface de ces débris, on voit une masse granuleuse et des leucocytes dégénérés.

Sur la limite du point sphacélé, on reconnaît au-dessous des lames d'apparence cornée des cellules épithéliales à noyaux vésiculeux ; ces cellules forment une petite bande dont l'épaisseur augmente à mesure que l'on se rapproche de la partie non sphacélée, mais, même à ce niveau, les cellules du corps muqueux sont un peu altérées, et principalement celles qui correspondent à la couche granuleuse.

Derme. a. Couches superficielles : Les vaisseaux sanguins des papilles sont remplis de globules blancs, et ces globules sont en outre, infiltrés autour des vaisseaux. Dans les parties du chorion immédiatement sous-jacentes, on aperçoit des îlots de fines granulations.

b. Dans le reste du derme, il y a des leucocytes entre les faisceaux du tissu conjonctif, de fines granulations jaunâtres, et, de plus, on voit nettement, appliquées contre les faisceaux, de grosses cellules, de dimensions fort supérieures à celles des leucocytes; ce sont des cellules fixes.

Les *vaisseaux sanguins* sont engorgés :

Quant aux *lymphatiques*, on voit près de la limite du sphacèle la coupe oblique d'un vaisseau lymphatique le long duquel sont accumulés de nombreux globules blancs.

c. Face profonde du derme et *tissu sous-cutané.* — Les lésions ne diffèrent pas de ce que nous les avons vues dans les coupes de la première série. On y voit, de plus, une grosse veine coupée à peu près perpendiculairement, la lumière est bouchée par des globules rouges et un réticulum fibrineux; ses parois sont bourrées de cellules embryonnaires. (Périphlébite.)

On ne voit pas de lymphatiques au milieu des amas de leucocytes dégénérés. On remarque quelques coupes d'artères oblitérées par des leucocytes et une substance grenue.

Deuxième partie (côté gauche de la prép.) *non gangrenée* Dans le derme, lésions de l'inflammation plus marquées autour des vaisseaux sanguins, qui sont distendus, et autour des lymphatiques, que l'on reconnaît à la disposition fibrillaire de la paroi, et à l'endothélium qui les tapisse.

Les lésions sont très accentuées également autour des glandes sudoripares.

Dans les parties profondes, on voit la coupe de plusieurs artérioles oblitérées.

Prép. B. Même accentuation des lésions autour des vaisseaux et des glandes sudoripares que dans la préparation précédente. Même difficulté pour retrouver les troncs lymphatiques dans le tissu sous-cutané.

En résumé dans ces deux préparations, nous observons, du côté *de l'épiderme*, au voisinage du sphacèle, la formation de phlyctènes dans la couche granuleuse, et la dégénérescence vésiculeuse des noyaux de l'épithélium. Au niveau du sphacéle l'épiderme est détruit.

Dans le *derme*, les altérations sont beaucoup moins avancées que dans la série I. Infiltration de globules blancs, ayant pour siège de prédilection le pourtour des vaisseaux sanguins et des fentes lymphatiques. Dégénérescence des cellules conjonctives, plus marquée vers la superficie.

Dans les couches profondes, il n'y a de différence qu'au point de vue des lésions veineuses, qui sont plus accentuées ; néanmoins, il n'y a pas de *thromboses*.

En somme, nous avons là les lésions de la dermite avec phlegmon sous-cutané.

Voici maintenant l'examen d'une coupe analogue, mais portant sur la périphérie de l'eschare de la *jambe*.

Prép. C. *Epiderme*. Lésions analogues à celles que nous venons d'étudier, mais avec cette différence que, dans la portion gangrenée, le derme n'est même plus recouvert par cette substance lamelleuse cornée ; il est à nu, et se présente comme dans les pièces de la première série, couver- d'une substance jaunâtre.

Derme. Dans la portion mortifiée existe une matière granuleuse interposée aux faisceaux conjonctifs.

En se rapprochant de la peau non gangrenée, on voit apparaître une infiltration de globules blancs, une tuméfaction des cellules conjonctives, et surtout une injection extrême des vaisseaux sanguins.

A la limite de la zone gangrenée, il y a dans l'épaisseur du derme de nombreuses fentes lymphatiques; comme précédemment, le processus est beaucoup plus marqué autour de ces fentes.

Si nous comparons les résultats fournis par l'étude de cette préparation à ceux que nous ont donnés les préparations A. et B. de cette même série, nous voyons qu'ils représentent une sorte d'intermédiaire entre ces deux préparations, et les trois pièces de la série I, au point de vue de l'interposition entre les faisceaux du derme de cette substance granuleuse sur laquelle nous avons insisté. La *dermite fibrineuse*, moins accentuée que dans la première série, est cependant beaucoup plus marquée que dans les coupes A. et B. de la série II, où ne se manifestent guère que les altérations d'une *dermite simple* avec tendance au phlegmon sous-cutané.

Troisième série. — (Étude des lésions cutanées à la partie supérieure de la cuisse sur des points paraissant simplement inflammés.)

Préparation A. (obj. 2). L'épaisseur de l'épiderme est moindre ; les vaisseaux de la peau sont très congestionnés; cette congestion est extrêmement marquée pour les vaisseaux du tissu sous-cutané. C'est à ce niveau que les lésions sont surtout accusées ; en effet, tout le tissu sous-cutané est envahi par des leucocytes, au milieu desquels il reste çà et là quelques cellules adipeuses.

(*Obj.* 6). — *Epiderme.* Le corps muqueux de Malpighi

est mince, il est formé de cellules dont les noyaux sont vésiculeux. Entre la lame cornée et cette couche, les cellules, à ce niveau, sont comme refoulées et aplaties, il y a un espace losangique comblé par de la fibrine granuleuse et des leucocytes granuleux.

Couches superficielles du derme. — Les vaisseaux des papilles sont distendus par des globules rouges. Quelques fines granulations jaunâtres se voient entre les faisceaux ; les cellules fixes sont allongées, étirées, tuméfiées. On ne voit pas de fentes lymphatiques dans cette partie du derme.

Les faisceaux du derme se reconnaissent très nettement.

En somme, ce sont les lésions d'une dermite relativement légère; mais à mesure qu'on s'avance dans la profondeur, des rubans de substance granuleuse d'un vert jaunâtre écartent les faisceaux conjonctifs.

Tissu cellulaire sous-cutané. — Ici, les lésions sont très intenses et très avancées. On voit de véritables amas caséeux, au milieu desquels se montrent quelques bandes roses de tissu conjonctif et des vaisseaux sanguins gorgés d'hématies. Quelques-uns de ces vaisseaux, assez volumineux, sont oblitérés et ont leur paroi confondue avec le reste de la gangue.

Préparation B. Sur cette préparation, traitée par l'*acide acétique*, on voit la coupe d'un lymphatique renfermant quelques globules blancs, mais dont les parois ne sont pas entourées d'un grand nombre de globules.

En résumé, lésions très intenses dans le tissu cellulaire sous-cutané. — Lésions intenses dans les couches profondes du derme; lésions d'autant moins marquées qu'on se rapproche davantage de l'épiderme.

Rappelons que l'ordre était absolument inverse dans les préparations de la série I.

Préparation C. (traitée par l'acide osmique). Obj. 2 (tube tiré). — L'épiderme est conservé dans toute l'étendue de la préparation; on aperçoit la coupe de deux follicules pileux. A ce grossissement on peut déjà localiser les lésions inflammatoires du derme, plus spécialement autour des follicules pilo-sébacés.

A la face profonde du derme, on note l'inflammation du tissu adipeux, dont les vésicules ont disparu en grande partie, et ont fait place à des amas de leucocytes mal colorés par le picrocarmin; ce qui indique déjà un état de régression.

Sur cette coupe, on ne note pas à ce grossissement une réplétion des vaisseaux par les globules rouges.

Obj. 6. — L'examen nous montre la presence d'une grande quantité de globules blancs entre les faisceaux du derme, autour des glandes sudoripares et sébacées et des vaisseaux. Ici, il n y a pas, ou il n'y a que fort peu, de traînées granuleuses.

Les lésions sont très marquées dans la couche papillaire qui, dans certains points, est séparée de l'épiderme, et dans l'espace ainsi formé se voient un dépôt de fines granulations et quelques leucocytes.

A la face profonde, nous avons la coupe de glandes sudoripares, et la coupe longitudinale d'une veine dont les parois sont enflammées.

Accolé à cette veine, existe un vaisseau lymphatique renfermant des globules granuleux, et dont les parois sont entourées de leucocytes.

A côté de la veine, la section a porté perpendiculairement sur une artère dont les parois sont malades également

ment, et sur un petit tronc nerveux autour duquel il y a des traînées de cellules embryonnaires.

En résumé, dermite, phlegmon sous-cutané, lymphangite profonde, phlébite moyenne et artérite; telles sont les lésions que nous montre cette préparation.

Préparation D. (Faite sur un autre point de la même région; coupe portant sur la limite d'une eschare). Obj. 6. — L'épiderme est complètement détruit sur la partie mortifiée. La partie profonde de la peau est dissociée par une exsudation granuleuse.

Sous la peau se voient les lésions du phlegmon diffus.

La congestion des vaisseaux superficiels est extrêmement vive.

En s'éloignant de l'eschare, on constate que les lésions profondes restent plus accusées que les lésions superficielles. Dans la couche papillaire on voit : les lésions d'une dermite légère; pas d'infiltration granuleuse; quelques fentes lymphatiques à endothélium tuméfié, et entourées de cellules lymphatiques; au milieu du derme est un troncule lymphatique, facilement reconnaissable à l'absence de globules rouges, et à son diamètre relativement considérable. Dans la partie la plus profonde du derme existent, entre les faisceaux de tissu conjonctif, des traînées de globules et de granulations, véritables petits abcès; et plus profondément enfin, toutes les altérations du phlegmon diffus : masse de leucocytes ayant subi la régression granulo-graisseuse; au milieu d'elle, la coupe de troncs lymphatiques parsemés de leucocytes.

Les vaisseaux sanguins ont leurs parois plus ou moins altérées.

En résumé, lymphangite dermique et sous-dermique, et phlegmon diffus sous-cutané

Quoique le sphacèle se soit produit ici, nous voyons les lésions du phlegmon bien plus accusées que celles de la dermite, et nous pouvons en conclure que la mortification de la peau est consécutive à l'altération du tissu cellulaire sous-cutané. Notons, en outre, l'existence d'une lymphangite profonde.

Voici enfin l'examen des ganglions lymphatiques du triangle de Scarpa.

Préparation traitée légèrement par le pinceau.—Autour des ganglions, le tissu adipeux est infiltré de cellules embryonnaires, la capsule elle-même disparaît sous l'infiltration cellulaire.

Les cellules endothéliales des sinus périphériques sont tuméfiées, et ces sinus n'ont été dégagés par le pinceau que de distance en distance.

La même infiltration se rencontre dans l'épaisseur des travées conjonctives interfolliculaires et le long des sinus. La substance folliculaire n'est pas plus injectée que normalement; dans certains points de cette substance, les portions de réticulum, dégagées par le pinceau, nous semblent offrir des mailles plus larges qu'à l'état normal, et dans les points non dégagés il paraît exister de véritables petits îlots de cellules fortement colorées, petites, et réunies en foyers.

Au centre du ganglion, est une grosse travée de tissu conjonctif parsemée de cellules embryonnaires, et un îlot de cellules adipeuses ; celles-ci sont dissociées par des traînées de cellules rondes.

En résumé, lésions de l'adénite à la fin de la seconde période.

Fausse membrane. — Elle est constituée par une grande

abondance de globules blancs dégénérés, plongés dans une masse de fibrine granuleuse.

De l'étude de ces préparations ressort un premier fait, c'est que nous n'avons pas eu affaire partout à un seul et même processus.

En effet, les coupes faites au niveau de la jambe, c'est-à-dire au point par lequel a débuté le mal (série I, A. et prép. C. de la série II), nous ont montré des lésions extraordinairement plus intenses à la superficie du derme dans la couche papillaire que dans les couches profondes; à mesure que l'on se rapproche de ces dernières, la lésion apparaît plus légère, pour atteindre son minimum au niveau du tissu cellulaire sous-cutané.

Au contraire, à la partie supérieure de la cuisse qui a été envahie secondairement et qui a présenté pendant la vie un aspect phlegmoneux (série II), les altérations cutanées sont relativement peu intenses, et les lésions sont beaucoup plus marquées dans le tissu cellulaire sous-cutané. De sorte que nous avons là deux types extrêmes entre lesquels les préparations A et B de la série II, faites sur la peau de l'extrémité inférieure de la cuisse, viennent constituer comme un intermédiaire.

Ces transformations successives de la lésion; cette progression de la superficie du tégument externe vers la profondeur, qui s'accuse de plus en plus à mesure que l'on s'éloigne de la région primitivement envahie, présentent un vif intérêt, et nous nous réservons d'y revenir plus tard. Pour le moment, ce que nous tenons surtout à établir, ce sont les caractères de ces lésions, au niveau des points par lesquels le mal a débuté, c'est-à-dire à la jambe.

Ce qui frappe tout d'abord, c'est la localisation de ces lésions : ainsi que nous l'avons indiqué déjà à plusieurs reprises, elles se montrent extrêmement intenses dans la couche papillaire du derme; là, les éléments anatomiques sont à peine reconnaissables, ils semblent étouffés par une grande abondance de granulations formées d'une substance fibrineuse et de globules blancs dégénérés; les faisceaux du tissu conjonctif sont à peine visibles, dissociés qu'ils sont par cette infiltration granuleuse; les cellules fixes du tissu conjonctif ne peuvent plus être retrouvées.

On reconnaît quelques capillaires sanguins; leur cavité est bourrée de granulations qui infiltrent aussi leur paroi; ils sont oblitérés par une thrombose déjà ancienne. Autour d'eux se voient des amas de cellules embryonnaires.

Quant aux lymphatiques, c'est à peine si l'on aperçoit çà et là une ou deux fentes; nul doute que la plupart d'entre elles ne soient masquées par ces trainées de substance granuleuse.

En effet, si l'on examine des points où la lésion est moins avancée, c'est-à-dire si l'on s'éloigne de la plaque mortifiée pour se rapprocher des tissus encore vivants, on trouve de nombreux lymphatiques. Ainsi, à la face profonde du derme (série I, prép. A et série II prép. A), mais surtout sur la préparation C de cette même série II. Ici, à la limite de la zone gangrenée, on voit dans l'épaisseur du derme de nombreuses fentes lymphatiques, plus ou moins malades, et c'est autour de ces fentes qu'est surtout marqué le processus inflammatoire.

Les capillaires sanguins ne sont plus thrombosés, mais bourrés de globules rouges au milieu desquels, fait important, on aperçoit des leucocytes en beaucoup plus grand nombre qu'à l'état normal.

En ce point aussi l'on retrouve les cellules fixes du tissu conjonctif gonflées et tuméfiées, ainsi qu'une grande quantité de globules blancs infiltrés entre les faisceaux du derme.

Ces lésions si graves à la superficie du derme n'ont provoqué dans le tissu cellulaire sous-cutané que des désordres fort minimes et bien certainement tout à fait secondaires.

La gangrène a été produite par une dermite intense, et tous les éléments qui constituent le derme ont pris part à l'inflammation, aussi bien les vaisseaux sanguins que les vaisseaux lymphatiques, ainsi que les cellules fixes du tissu conjonctif; les globules blancs qui infiltrent le derme sont surtout abondants au voisinage de vaisseaux. Ces altérations, prises isolément, ne semblent pas différentes de celles que M. Renaut décrit dans l'érysipèle ; mais si on les considère dans leur ensemble, au point de vue de leur topographie et de leur intensité, on trouve d'assez notables différences.

Dans l'ésysipèle, c'est toute l'épaisseur du derme, mais surtout *sa partie profonde,* qui est malade ; ici le rapport est absolument inverse ; bien plus, non seulement les lésions de la superficie sont plus intenses que celles de la profondeur, mais encore elles sont manifestement plus anciennes, et nous pouvons conclure que le mal a débuté sous l'épiderme. Or, ces couches du derme immédiatement sous-épidermiques sont les plus riches en lymphatiques ; comment se fait-il que ces vaisseaux ne soient plus visibles à ce niveau sur nos préparations? Nous ne voyons d'autre explication à cette particularité que d'admettre que, si les lymphatiques ne se voient plus, c'est qu'ils ont été détruits, et il nous paraît naturel de penser que ces bandes granuleuses, formées de fibrine et de globules blancs, que nous avons notées si nombreuses à la superficie du derme, occupent la place des réseaux lymphatiques et les dérobent à nos investigations. En effet, à mesure que l'on s'éloigne des points le plus sérieusement malades, on voit ces trainées fibrineuses diminuer et le nombre des fentes lymphatiques observables devenir de plus en plus grand ; et, parmi ces lymphatiques, les uns contiennent simplement des globules blancs, les autres sont thrombosés, remplis par un petit coagulum formé d'un fin réticulum de fibrine englobant des globules blancs ; il est certain que si ce petit caillot avait eu le temps de vieillir, il aurait pris l'aspect granuleux qui marque la période de régression de la fibrine et des leucocytes (1re série, prép. A), et bientôt le lymphatique n'aurait plus été représenté que par une bande granuleuse.

Nous croyons donc pouvoir admettre que la lymphangite des réseaux a été l'accident initial; nous expliquons ainsi la désorganisation profonde des couches superficielles du derme; les altérations des vaisseaux sanguins ont dû suivre de près celles des lymphatiques, elles sont cependant moins anciennes. L'inflammation totale de la peau, la dermite, en un mot, nous paraît avoir été la conséquence de la lymphangite, à l'inverse de ce qui se produit dans l'érysipèle. Là est la seule différence entre les deux maladies ; tout se borne à une question de prédominance de siége et d'ancienneté des lésions.

Et nous sommes autorisé à conclure, en généralisant, qu'une affection qui, cliniquement, a évolué comme une lymphangite, n'est arrivée à déterminer, en fin de compte, que des lésions anatomiques fort peu différentes au fond de celles qu'eût pu laisser après lui l'érysipèle le plus franc et le mieux caractérisé.

Il s'agit, dans les deux cas, d'une dermite à laquelle participent plus ou moins tous les éléments de la peau ; tout au plus pourrait-on dire, en tenant compte de ce fait qui paraît incontestable, à savoir que l'élément lymphatique prend une plus grande part à la phlegmasie dans un cas que dans l'autre, qu'il s'agit dans l'érysipèle d'une *dermo-lymphite* et d'une *lympho-dermite* dans l'angioleucite réticulaire.

Ce rapprochement de la lymphangite réticulaire et de l'érysipèle est bien loin, du reste, d'être une nouveauté; il compte parmi les questions de nosologie qui, dans ces dernières années, ont eu le privilège de préoccuper et de passionner le plus les pathologistes. Discussions toujours renaissantes, et dans lesquelles l'anatomie pathologique est seule appelée, je crois, à dire le dernier mot. Il importe en effet dans l'étude de cette question de rester sur un terrain *strictement anatomique*, de ne point faire entrer en ligne de compte la *spécificité* ou la *uon-spécificité* de l'inflammation. Assurément l'opinion de M. Maurice Raynaud (Société médicale des hôpitaux, 1873, p. 54) ne nous paraît pas contestable; il faut à M. Raynaud deux choses pour constituer un érysipèle vrai : l'élément inflammatoire et l'élément spécifique. « Si ce dernier vient à manquer, pas n'est besoin d'un mot spécial pour caractériser une phlegmasie pure et simple du système lymphatique; l'infection caractérise l'érysipèle, quand l'infection manque il n'y a plus qu'une angioleucite. » Malheureusement, en pratique, ainsi que l'a parfaitement indiqué M. Féréol (Société médicale des hôpitaux, 1873, p. 74), « on ne voit pas l'utilité de cette conception nouvelle, si, une plaque érysipélateuse étant donnée, il n'est pas possible de dire s'il s'agit d'un érysipèle ou d'une angioleucite, d'une maladie infectieuse ou d'une inflammation simple. »

Aussi, dans la discussion qui va suivre, croyons-nous prudent de réserver absolument la question de nature de la maladie.

Lorsque Velpeau (Arch. méd., 1835) décrivit l'angioleucite, il avait plus spécialement en vue l'inflammation des troncs lymphatiques. Il parle bien à plusieurs reprises de la lymphangite réticulaire qui peut, dans certaines circonstances, se transformer en larges plaques érysipélateuses; ce qui ne l'empêche pas d'établir un diagnostic circonstancié entre l'érysipèle vulgaire à rebord et la lymphangite. Il reconnaît cependant que dans bien des cas la distinction est loin d'être facile.

Il revient plus tard et à plusieurs reprises sur ce sujet (Velpeau, Clin. chirurg., t. III, p. 292) dans ses leçons cliniques, il fait remarquer combien est encore incertain le siège de l'érysipèle : « il est impossible, dans l'état actuel de nos connaissances,de déterminer quel est l'élément anatomique de cette membrane (la peau) qui est affecté, et nous sommes obligé de rester, à l'égard de cette maladie, dans les termes suivants : l'érysipèle est une phlegmasie spéciale de la peau siégeant à la surface sous-épidermique de cette membrane, et qui ne devient plus profonde qu'en s'associant soit à l'*angioleucite*, soit à la *phlébite externe*, soit à l'*erysipèle phlegmoneux*.» Velpeau ne précise donc rien ; cependant nous trouvons dans ce passage cette importante notion que l'érysipèle peut se propager par l'angioleucite, il est donc un moment où l'érysipèle se transforme en angioleucite, et où les deux maladies sont en quelque sorte fusionnées.

Blandin allait beaucoup plus loin que Velpeau, il faisait de l'angioleucite la caractéristique de l'érysipèle, qui serait formé par l'union de deux facteurs, l'inflammation de la peau et l'inflammation des vaisseaux lymphatiques. Et il ajoute que l'inflammation érysipélateuse commence par les vaisseaux lymphatiques de la peau et du tissu sous-cutané (*Blandin*, note sur l'érysipèle, in path. chir. de Nélaton, t. I, 1857, p. 91).

Nélaton (Nélaton, path. chirurg., t. I, p. 554) n'est pas éloigné d'adopter les idées de Blandin, « qui place le siège de l'érysipèle dans le réseau lymphatique de la peau, en sorte que l'érysipèle deviendrait ainsi une simple variété de l'affection qui nous occupe; mais, même dans cette hypothèse dont nous sommes disposé à admettre la vraisemblance, il faut admettre des différences essentielles entre cette espèce d'angioleucite réticulaire dont les phénomènes s'accomplissent à l'origine même des vaisseaux lymphatiques et celle qui en affecte les principaux troncs. Voici quelles sont ces différences, etc.»

L'année suivante parut le traité de Chassaignac; cet auteur s'élève avec énergie contre la possibilité de tout rapprochement entre la lymphangite et l'érysipèle (Chassaignac, Traité de la suppuration, 1858).

M. Després fit paraître en 1862 son savant traité de l'érysipèle : il reprit, en la développant, l'hypothèse de Blandin et il conclut comme lui à la localisation de l'inflammation érysipélateuse dans les vaisseaux lymphatiques (*Armand Després*, Traité de l'érysipèle, 1862, p. 129 et suiv.)

C'est la lymphe altérée qui joue le principal rôle dans la progression de l'érysipèle : « L'oblitération se fait en un point, la lymphe arrêtée un instant ne tarde pas à prendre un autre chemin, et cela vingt-quatre ou quarante-huit heures après le début d'un érysipèle, c'est-à-dire à des moments qui coïncident parfaitement avec ce que M. Velpeau appelle les poussées d'érysipèle. »

Hebra (Traité des maladies de la peau, trad. Doyon, 1869) adopte une opinion fort analogue, il considère l'érysipèle comme une Dermatitis erythematosa, et il dit expressément dans une note, à la page 333 : « En faisant la description de la variété ambulante de l'érysipèle je ne puis m'empêcher de la rattacher à la forme de l'inflammation connue généralement sous le nom d'inflammation absorbante (Lymphangioitis. »

Au mois de mars 1868, M. Vulpian publia ses recherches anatomo-pathologiques sur un cas d'érysipèle, et signala l'infiltration des globules blancs entre les faisceaux du derme (Arch. de physiologie, 1868, p. 314).

Six mois plus tard, Volkmann et Steudner firent paraître le résultat d'un certain nombre d'observations histologiques sur le même sujet; ils notèrent l'infiltration des leucocytes. Cette infiltration commence le long des vaisseaux et de là pénètre dans tous les sens jusque dans les parties les plus profondes de la peau (Centralblatt, 15 août 1868). La question était ainsi nettement abordée au point de vue de l'anatomie pathologique; et le fait important découvert par M. Vulpian, de l'infiltration du derme par les globules blancs était définitivement établi. Mais l'état des lymphatiques restait inconnu.

Cependant M. Gosselin en 1871 (Gosselin, Erysipèle traumatique, in nouveau dict. de med. et chir. prat., t. XIV, p. 1, 1871) admettait que dans l'érysipèle il y avait coexistence des altérations des capillaires sanguins et des lymphatiques.

Les choses en étaient là quand, au mois d'avril 1872, une vive discussion s'engagea sur ce sujet à la Société de chirurgie, à propos d'une communication de M. Verneuil.

M. Verneuil rapportant une observation dans laquelle

une angioleucite s'était transformée en vingt-quatre heures en un érysipèle, terminait en disant : « Plus je vais, et plus je me persuade que l'angioleucite et l'érysipèle ne sont pas différents. »

M. Desprès soutint aussitôt l'opinion de M. Verneuil, qui se rapproche beaucoup de la conception de Blandin, que M. Desprès n'a cessé de défendre depuis 20 ans.

Chassaignac protesta énergiquement contre tout rapprochement; pour lui l'érysipèle se passe dans les capillaires sanguins, et il l'appelle *capillarite sanguine ;* l'angioleucite réticulaire, au contraire, se passe dans les lymphatiques depuis les réseaux jusqu'aux ganglions.

Ainsi le point de départ du débat était l'identité ou la non-identité de l'érysipèle et de la lymphangite, et cette discussion devait occuper presque toutes les séances de la Société de chirurgie depuis le 24 avril jusqu'au 24 juillet 1872. Dans le camp des *identistes* vinrent se ranger à la suite de M. Verneuil, M. Desprès, M. Trélat, M. Le Fort, qui a cependant une façon un peu spéciale d'envisager la question, et M. Panas.

Les plus chauds partisans de l'opinion contraire furent M. Blot, M. Marjolin, et avant tous, Chassaignac.

Dès la première séance, M. Verneuil répond à Chassaignac qu'il se rencontre bien des faits où la distinction entre l'érysipèle et l'angioleucite est impossible : « Je vois des traînées rouges un jour, le lendemain il y a des plaques rouges, puis de nouvelles traînées, puis tout le membre devient rouge, je ne saisis pas les caractères tranchés indiqués par M. Chassaignac. » Et M. Trélat ajoute : « L'érysipèle est une maladie infectieuse où l'angioleucite entre à titre de facteur. Le domaine des lymphatiques n'est pas établi nettement ; on ne sait point où est la racine des lymphatiques. Les recherches modernes montrent toutefois que les fonctions des lymphatiques expliquent l'extension de l'érysipèle. En somme, l'angioleucite doit être considérée comme un élément anatomo-pathologique de l'érysipèle, qui est une maladie *infectieuse.* »

M. Le Forttient à établir d'abord que, à proprement parler, les lymphatiques formés d'une simple paroi épithéliale ne sauraient être le siège d'une inflammation : « On peut seulement admettre que la présence de la lymphe altérée circulant dans les capillaires lymphatiques n'ayant d'autre paroi qu'une couche de cellules épithéliales, peut amener l'inflammation et même la suppuration du tissu cellulaire au milieu duquel ils rampent (séance du 17 mai). » Or, les lymphatiques des réseaux n'ont pas de paroi propre, pas de vaso-vasorum, c'est ce qui a fait dire à M. Le Fort : la lymphangite réticulaire n'existe qu'à titre d'érysipèle; c'est-à-dire à l'état d'inflammation du tissu dermique ; mais par suite même du mode de disposition des lymphatiques à leur origine, cette inflammation du derme au pourtour des fentes lymphatiques a manifestement la signification d'une périlymphangite. M. Le Fort nie l'endolymphangite et la lymphangite proprement dite, mais sa conception de l'érysipèle ne diffère pas en somme de celle de M. Trélat, qui admet comme lui que l'inflammation des réseaux, qui n'ont point de vaso-vasorum n'est pas possible, et que la lymphe, qui circule dans ces réseaux, est incapable à elle seule de produire la rougeur de l'érysipèle.

« Mais, de ce que ces deux faits sont réels, il ne s'ensuit pas que les vaisseaux lymphatiques et l'état pathologique de la lymphe qui circule dans ces vaisseaux ne peuvent pas déterminer des lésions des tissus voisins. » Bull. soc. chir., séance du 29 mai 1877.

Tout se réduit donc entre l'opinion de M. Trélat et celle de M. Le Fort, à une très minime différence d'expression :

Ils admettent l'un et l'autre l'absorption par les lympha-

tiques des matières septiques, qui à travers la paroi épithéliale réagissent sur les élements du derme, y produisent de l'inflammation, de la dermite ; or l'érysipèle n'est autre chose qu'une dermite.

De sorte que, ainsi que le disait M. Trélat repondant à M. Panas, dans la séance du 19 juin « dans l'angioleucite il y a une grosse part d'érysipèle et reciproquement. »

M. Panas, du reste, n'envisage guère autrement la question; il ne voit entre la lymphangite pure et l'érysipèle qu'une différence de degré.

« Les vaisseaux lymphatiques sont sous l'épiderme et à la superficie du derme. Au-dessous des lymphatiques il y a les capillaires sanguins, si l'inflammation est sous l'épiderme, il y a lymphangite pure, si l'inflammation gagne au-dessous, nous avons l'érysipèle. Il faut distinguer l'érysipèle de la lymphangite, comme l'on distingue la pleuro pneumonie de la pleurésie. »

La lymphangite pure et simple donne lieu à une dermite superficielle, et si celle-ci gagne en profondeur, elle devient érysipèle.

L'argumentation de Chassaignac, répondant à ces divers orateurs dans la séance du 24 juillet ne nous a pas convaincu; sans doute il y a un érysipèle dont les caractères ne sont pas ceux d'une lymphangite, de même qu'il y a une lymphangite qui diffère d'un érysipèle. Mais nous ne croyons pas que l'on puisse dire qu'il y a deux maladies différentes; mais bien plutôt deux formes d'une même maladie, au point de vue anatomique, tout au moins. Car il y a des cas mixtes, qui se présentent tour à tour avec les caractères de la lymphangite, et de l'érysipèle, ainsi que l'a formulé M. Verneuil (séance du 12 juin 1872).

De sorte que, lorsque Blandin enseignait que l'érysipèle est formé par l'union de deux facteurs, l'inflammation de la peau, et l'inflammation des vaisseaux lymphatiques ;

il se rapprochait singulièrement de l'opinion que vingt ans plus tard devaient défendre à la Société de chirurgie les hommes éminents que nous avons cités.

Mais la confirmation anatomique manquait encore; il fallait pour que la question fût définitivement résolue dans un sens ou dans l'autre montrer que dans un cas d'érysipèle, à côté des lésions de la dermite il y avait les lésions de la lymphangite; et d'autre part établir qu'un malade atteint de lymphangite présentait, à côté des lésions des vaisseaux lymphatiques, les altérations de la dermite c'est-à-dire de l'érysipèle.

Le premier terme du problème fut abordé par M. Liouville à la Société de biologie (juillet 1872) ; au moment même où se terminait la discussion à la Société de chirurgie.

Six mois plus tard M. Cadiat (Soc. anat. 14 février 1873) donnait un examen histologique des lymphatiques dans l'érysipèle, et démontrait péremptoirement qu'ils étaient altérés.

Au mois de mars de la même année (1873), M. J. Renaut communiqua à la Société de biologie le résultat de quelques recherches sur l'anatomie pathologique de l'érysipèle. Il reprit et développa ces recherches l'année suivante dans sa thèse inaugurale. (J. Renaut, Contribution à l'étude anatomique et clinique de l'érysipèle et des œdèmes de la peau. Th. Paris, 1874), il démontra que dans les 3/4 des cas d'érysipèle, les lymphatiques dermique et sous-dermiques sont enflammés; quant aux fentes lymphatiques, elles sont toujours altérées ; car leur rôle, d'après M. Renaut, est de reprendre les globules blancs sortis par diapédèse des capillaires sanguins.

La dermite est le phénomène initial, l'angioleucite est un phénomène secondaire mais qui se rencontre presque dans tous les cas; pour ce qui est des troncules, quant aux fentes d'origine, que l'on admet aujourd'hui, elles sont toujours dans l'érysipèle le siège d'une altération plus ou moins légère.

Il est donc certain que l'érysipèle s'accompagne de lymphangite.

Quant au second terme de la question, à savoir si la lymphangite s'accompagne des lésions de l'érysipèle, nous croyons que notre observation I tend à démontrer ce fait.

Aussi avons-nous cru devoir donner tous ces développements à cette première partie de notre thèse où la gangrène paraît avoir été un peu laissée de côté. Mais il importait, croyons-nous, de faire ressortir qu'une affection qui avait débuté comme une lymphangite réticulaire, avec lymphangite des troncs, qui n'avait jamais présenté le rebord limitrophe d'un érysipèle avait déterminé, dans le système tégumentaire, des désordres analogues au fond à ceux que peut produire l'érysipèle le plus franc.

C'est là un point qui mérite d'être établi, en attendant que des recherches ultérieures viennent complèter ou modifier nos conclusions.

Quoi qu'il en soit, il est bien certain que si dans les cas que nous avons analysés et comparés dans cette thèse, la lésion anatomique qui a produit la gangrène n'a été marquée d'aucun caractère spécifique, il en a été tout autrement des phénomènes cliniques. La gangrène de la peau a été précédée d'une lymphangite incontestable. Et cette complication est survenue dans des conditions telles, et elle a par son apparition tellement modifié les allures et changé le type de la maladie primitive, qu'il nous a paru nécessaire d'envisager et de décrire à part, comme caractérisant une forme particulière d'angioleucite, les cas dans lesquels se sont trouvés associés, dans un rapport de cause à effet, ces deux élements : la *lymphangite* et la *gangrène.*

SECONDE PARTIE

CHAPITRE PREMIER

ÉTIOLOGIE.

Quelle que soit la région du corps sur laquelle une lymphangite prenne naissance, elle pourra sans nul doute devenir gangréneuse, et il ne nous répugnerait nullement d'admettre que bon nombre des érysipèles gangréneux du scrotum, des paupières, etc. ne sont au fond que des lymphangites.

Mais notre expérience n'est pas suffisante, nos observations ne sont pas assez nombreuses, pour qu'il nous soit permis d'aborder ainsi la question à un point de vue général.

Aussi, dans le présent chapitre, et dans ceux qui vont suivre, nous placerons nous presque exclusivement au point de vue des cas que nous avons pu étudier. Notre travail y perdra en ampleur, mais nous éviterons de la sorte de nous engager trop avant dans le domaine des hypothèses.

Parmi les lymphangites gangréneuses que nous avons pu observer la plupart siégeaient sur les membres inférieurs; *neuf sur douze.*

Les sujets qui ont présenté cette forme de la maladie, étaient à peu près à l'âge moyen de la vie ; de 30 ans à 55.

Au point de vue de l'influence du sexe, nous trouvons neuf hommes et seulement trois femmes.

Les causes locales qui ont amené la lymphangite n'ont absolument rien de particulier, en elles-mêmes ; ce sont les causes vulgaires de cette maladie, excoriations légères, ampoules, contusions, piqûres. Nous ne nous y arrêterons pas.

Quant à la gangrène qui est venue imprimer à l'affection sa physionomie toute spéciale, elle s'est montrée dans des conditions qui nous autorisent à faire une part très considérable aux causes prédisposantes dans l'étiologie de la lymphangite à forme gangréneuse.

Causes générales. — M. Le Dentu, dans son remarquable travail sur les maladies du système lymphatique (Le Dentu, Dict. de med. et chir. pratiques, t. XXI, page 44) s'exprime ainsi à propos de la mortification des téguments que produit parfois la lymphangite : « ce qu'il y a de particulier à certains cas, c'est que la mortification des tissus ne semble pas toujours se rattacher à un mauvais état général engendré par une diathèse, par une maladie antérieure, par une hygiène défectueuse ou par la misère. »

Cette remarque est exacte. Pour trois cas, dont un s'est terminé par la mort, il nous à été impossible de rien découvrir de spécial dans l'état constitutionnel des individus.

Cependant c'est là l'exception. Ordinairement les malades chez lesquels une lymphangite devient gangréneuse, présentent une tare organique quelconque, un de ces mauvais états constitutionnels, qui ont été dans ces dernières années si bien étudiés par le professeur Verneuil et ses élèves.

Cinq de nos malades étaient des alcooliques endurcis.

Or, l'alcoolisme entraîne des conséquences désastreuses au point de vue du fonctionnement régulier des tissus. « Le phlegmon diffus, dit M. Berger (Berger, thèse d'agrég. en chir., 1875, page 135) dans son excellent travail sur l'influence des maladies constitutionnelles sur la marche des lésions traumatiques, est toujours de nature gangréneuse chez les alcooliques, il s'accompagne de mort du tissu cellulaire sur les points qu'il envahit; ..... la cause de cette suppuration profuse est justement dans un phénomène de mort locale.

« Suivant Rose, dit le même auteur, l'érysipèle survient très fréquemment dans ces conditions (alcoolisme) il revêt presque toujours une forme spéciale, hémorrhagique, qui rappelle le scorbut des buveurs, il prend rapidement une grande extension, et se complique aisément de gangrène. »

Le professeur Broca, mon regretté maître, insistait beaucoup sur la rapidité de la mortification chez les alcooliques : « Ce fait est propre aux alcooliques il est incontestablement lié à leur état d'intoxication, car dans aucune autre maladie, sauf dans certaines affections de la moelle, on n'observe la production aussi rapide d'eschares. » (Broca, Clin, in Journal de med. et chir., 1874, p. 541.)

Je crois pour ma part, que chez ces malades, la lymphangite a pris la forme gangréneuse surtout, et peut-être même, uniquement parce qu'ils étaient alcooliques.

Nous n'avons pas eu l'occasion d'observer cette maladie sur des diabétiques, mais il est fort probable que nombre des gangrènes qu'il est fréquent de voir se produire chez eux, sont dues à des lymphangites.

Nous n'insisterons pas non plus sur ce qui peut survenir chez les individus, atteints de maladies viscérales diverses; les documents nous manquent.

C'est à dessein que nous ne parlons pas des érysipèles qui surviennent chez les albuminuriques sur les membres œdématiés, de même que chez les cardiaques; ils ont des allures particulières, et ne ressemblent pas à la lymphangite, or, nous l'avons déjà dit nous restreignons le cadre de cette étude aux cas où la gangrène de la peau à éte cliniquement précédée d'une angioleucite absolument nette.

Quant à l'impaludisme, son influence sur la marche des lymphangites, n'offre dans nos contrées rien de bien spécial, il n'en est pas de même sous d'autres latitudes, ainsi que le démontre le travail de M. Bourel-Roncière, que nous avons déjà longuement cité dans notre historique. On observe au Brésil de veritables lymphangites gangréneuses, en tout comparables à celles que nous avons observées, et qui sont sous la dépendance de l'intoxication palustre.

Misère physiologique. — En dehors de ces états constitutionnels il faut tenir compte de cette manière d'être, encore mal définie, qui succède aux privations, aux fatigues exagérées, et que l'on désigne sous le nom d'état *de surmenage* ou *misère physiologique;* trois de nos malades se trouvaient dans ces conditions.

Influences cosmiques. — Il n'est pas douteux pour nous, que les rigueurs exceptionnelles de l'hiver dernier, dont la fâcheuse influence se fait encore sentir, ne soient pour beaucoup, dans le nombre des lymphangites gangréneuses que nous avons pu observer. On a depuis longtemps déjà noté la fréquence des gangrènes pendant les hivers rigoureux.

Lamotte s'exprime ainsi à ce propos dans son traité de chirurgie : « C'est une illusion de croire que le froid soit favorable aux malades et aux blessés... J'ai remarqué avec les premiers chirurgiens de l'Hôtel-Dieu, qu'en l'année 1682 qu'il fit un affreux hiver, nous avions la moitié plus de gangrènes que dans les plus grandes chaleurs de l'été. » (Lamotte, Traité de chirurgie, t. II, p. 301.)

Il y a longtemps que les affections gangréneuses de toute sorte n'avaient été aussi nombreuses à Paris, que dans ces derniers mois.

Plusieurs de nos maîtres en ont fait la remarque, et en particulier M. Delens (Commu. orale.) et (Société clinique mars 1880).

Il nous parait évident qu'il faut chercher la cause de cette tendance des inflammations, et en particulier des lymphangites, à se terminer par gangrène, dans l'état de débilité, et de véritable déchéance organique, qu'engendrent, le froid, la faim, et les privations de toute sorte.

Les causes générales qui modifient en l'affaiblissant, la vitalité et la résistance des tissus, nous paraissent donc avoir une influence capitale sur la terminaison par gangrène de la lymphangite.

Il se fait tout d'abord une inflammation simple, qui se trouvant placée sur un terrain préparé, c'est-à-dire dont la force de résistance est peu énergique, acquiert tout de suite une intensité extrême et détruit rapidement les élements auxquels elle s'est attaquée. Dans un certain nombre de nos observations, cet état du terrain est très nettement établi.

Cette notion nous manque absolument dans trois cas. Il nous semble bien difficile d'arguer d'une malignité particulière de la maladie, ou de l'introduction d'un virus spécialement nécrosique dans l'économie.

Dans un cas cependant cette influence d'un poison pourrait être invoquée ; nous faisons allusion à l'observation X, qui a trait à un malade chez lequel la lymphangite eut pour point de départ une piqûre anatomique ; il est certain que dans cette observation, ainsi du reste qu'il arrive parfois dans des cas analogues, le virus parait avoir eu une action toute locale sur les tissus du voisinage de la plaie ; les décollements épidermiques et la mortification du derme, ont commencé autour de la piqûre; il en a été de même dans l'observation du professeur Richet rapportée dans la thèse de M. Escorne. (Escorne, Th. Paris, 1866.)

CHAPITRE II

ANATOMIE ET PHYSIOLOGIE PATHOLOGIQUES.

Les lésions anatomiques que l'on trouve à l'autopsie des malades qui ont succombé à la suite d'une lymphangite gangréneuse sont multiples et assez différentes suivant la période à laquelle on les étudie. En effet, ainsi que nous le verrons plus loin, à propos de la marche clinique de la maladie, la lymphangite, après avoir amené la mortification du derme seul, se transforme toujours plus ou moins.

Nous ne connaissons que fort incomplètement les altérations du début. Il nous a paru, dans un cas, que l'épiderme était épaissi, comme gonflé par un liquide opalin ; quant au derme, ainsi que nous avons pu nous en convaincre au niveau des incisions pratiquées sur des points qui ne présentaient qu'une simple rougeur, il est maninifestement épaissi ; sa consistance est augmentée, elle est comme parcheminée ; la surface de section est rouge.

La peau ainsi altérée repose sur un tissu cellulaire à peu près sain ; ses mailles ne renferment aucune trace de pus.

Un peu plus tard, les désordres s'accentuent davantage; l'épiderme est soulevé d'abord par places, puis sur toute une région, par suite d'une exsudation d'aspect variable et qui se fait sous sa couche profonde. La mortification du derme apparaît alors par plaques plus ou moins larges. Ces immenses phlyctènes et les eschares qui se montrent au-dessous d'elles, présentent un certain nombre de caractères bien définis ; nous ne saurions les étudier ici en détail, car ils se modifient fort peu après la mort, et pendant la vie, ils entrent pour une très large part dans l'ensemble des symptômes objectifs de la lymphangite gangréneuse ; c'est donc au chapitre de la symptomatologie que nous renvoyons leur étude.

En général, les eschares sont plutôt sèches qu'humides; la peau qui les constitue semble amincie ; il est exceptionnel de les voir boursouflées et dans un état de fonte purulente.

Si on les examine à l'aide de coupes longitudinales et avant le commencement du travail d'élimination, on constate qu'elles sont formées d'un tissu dense, plus ou moins gris ou noirâtre; la section est nette et presque absolument sèche. Aux confins du sphacèle, le derme ne présente plus que les signes de l'inflammation; la limite de l'eschare est bien marquée ; il nous a même paru que la mortification était sensiblement plus étendue au niveau des couches superficielles de la peau que vers la face profonde.

Le tissu cellulaire sous-cutané qui supporte ces plaques

mortifiées, leur est uni d'une manière intime. Lorsque la gangrène a intéressé en même temps que le derme le pannicule adipeux, on trouve celui-ci grisâtre, et ses mailles sont remplies d'un liquide louche; il n'y a pas, pendant les premiers jours, du moins, la plus petite trace de pus.

La mortification peut d'ailleurs respecter une bonne partie de l'épaisseur du derme; l'eschare n'est alors qu'une mince lamelle, et les frais de l'élimination et de la réparation, si elle a lieu, seront faits par le derme lui-même.

M. Quinquaud, et nous-même, avons observé fréquemment ces deux degrés de la lésion qui peuvent se trouver sur un même sujet.

Au bout d'un temps variable, le cercle d'élimination apparaît et l'on constate un certain nombre de particularités sur lesquelles nous insisterons plus loin.

A ce moment, du pus se forme dans les mailles du tissu cellulaire sous-cutané, au-dessous des eschares et dans une zone d'étendue variable.

Telles sont, fort en abrégé, les principales altérations que l'on peut rencontrer pendant les deux premières périodes de la lymphangite gangréneuse.

Mais sur les malades qui succombent, il est bien exceptionnel que la lésion primitive n'ait pas subi déjà un commencement de transformation.

On trouve alors sous les eschares, et autour d'elles, les manifestations anatomiques d'un phlegmon véritable.

Tantôt, il s'agit d'un accident très localisé, comme dans les formes bénignes de la maladie; ce n'est alors que l'exagération du travail d'élimination; le tissu cellulaire se détruit dans une assez faible étendue et il en résulte un décollement de la peau, proportionnel.

Mais souvent, c'est un phlegmon diffus qui se forme. Les couches sous-cutanées, d'abord gélatineuses, deviennent bientôt opaques; les mailles du tissu cellulaire qui sont très facilement reconnaissables, se remplissent d'un exsudat blanc, brillant, couenneux, demi-solide; il est même très facile d'isoler des travées celluleuses, de petits blocs, tout à fait analogues à un coagulum de fibrine.

Le ramollissement se fait assez rapidement, soit par larges surfaces; soit, ainsi que nous avons pu le voir sur le malade qui fait le sujet de l'observation V, par une série de points isolés ; en sorte que l'on trouve rapprochés les uns des autres une série de petits foyers, du volume d'une noix ou d'une noisette, parfaitement circonscrits et remplis d'un pus fluide et blanc. Sur le malade que nous venons de citer, ces petites collections formées au sein d'une vaste infiltration purulente, étaient échelonnées le long du muscle couturier, sur le trajet connu des lymphatiques du membre inférieur.

Nous avons trouvé en outre dans ce même cas, un mode d'extension de l'infiltration purulente qui mérite d'être signalé : la lésion était d'autant plus récente qu'on l'observait dans une région plus élevée ; l'infiltration arrivait ainsi jusqu'à une quinzaine de centimètres de l'arcade crurale, mais cette limite supérieure était irrégulière ; la suppuration se prolongeait vers le triangle de Scarpa, par trois ou quatre traînées longitudinales que nous avons pu disséquer dans une étendue de 5 à 6 centimètres. Nous espérions qu'elles allaient nous conduire jusqu'aux ganglions, mais nous avons constaté qu'elles s'interrompaient brusquement à 5 ou 6 centimètres au-dessous du ganglion le plus inférieur.

Nous avons piqué, coupé ces cordons blancs gélatineux,

pour découvrir la lumière d'un vaisseau lymphatique; ils étaient constitués par des cylindres absolument pleins. M. Mayor abien voulu les soumettre à l'examen histologique; nous donnerons bientôt le résultat de ses recherches.

Indépendamment de ces petits foyers disséminés, nous avons trouvé dans plusieurs cas d'assez grandes collections purulentes, avec des décollements étendus; au voisinage du genou, à la face interne, et au niveau de la bourse prérotulienne,

Quand la suppuration s'est ainsi établie, le tissu cellulaire se mortifie par lambeaux, et les lésions ne diffèrent plus alors de celles que l'on décrit à la troisième période du phlegmon diffus.

Mais nous ne saurions trop insister sur ce fait capital, que la mortification des téguments a précédé, et de longtemps, les altérations du phlegmon sous cutané.

Les grosses veines sous-cutanées même au milieu de ces profonds désordres, se sont toujours rencontrées dans un état d'intégrité remarquable. Il en a été de même pour les veines profondes.

Du côté des artères nous n'avons rien de spécial à signaler, si ce n'est que dans deux cas (Obs. I. et VIII.) la fémorale était très athéromateuse; cet état n'a probablement pas été sans avoir une influence indirecte sur la pathogénie des accidents gangréneux.

Les *lymphatiques* sous-cutanés sont évidemment altérés, nous avons mainte fois senti les cordons noueux qu'ils formaient sous la peau, mais malgré nos recherches les plus attentives, nous n'avons pu les retrouver à l'autopsie; cependant M. Mayor a reconnu leur présence au centre des cordons blancs que nous lui avons remis.

Les *ganglions* étaient volumineux, durs, rouges à la coupe, et ne renfermaient pas de pus.

Dans les cas que nous avons examinés, l'affection n'avait que fort peu dépassé les troncules lymphatiques et n'avait produit qu'une simple inflammation des vaisseaux volumineux.

Disons cependant que dans plusieurs cas qui ne se sont pas terminés par la mort, cette inflammation des troncs a conduit à la formation d'abcès angioleucitiques. C'est principalement à la face interne du genou que nous les avons rencontrés ; l'un d'eux, (Obs. IV) a même donné lieu très vraisemblablement à la formation d'une fistule lymphatique.

La lymphangite gangréneuse, dans les cas que nous avons pu voir, n'a jamais dépassé les aponévroses.

Ainsi que nous l'avons constaté (obs. I), après la mortification complète de la peau, l'aponévrose est saine, couverte de capillaires dilatés qui lui donnent une teinte rougeâtre.

Il faut dire néanmoins que parfois, si la suppuration dure longtemps au-dessus d'elles, les aponévroses peuvent être ulcérées, mais ce fait exceptionnel, nous ne l'avons observé qu'une fois, et dans un point fort limité. (Obs. V.) Même ici, les couches sous-aponévrotiques, les muscles, leurs gaines, se sont montrés d'une intégrité remarquable, nous n'y avons pas rencontré le plus petit abcès.

Ce travail ulcéreux qui procède ainsi à l'élimination des eschares, peut dans les points où le tissu cellulaire souscutané est très mince comme le dos du pied, arriver à léser les tendons, ou bien ainsi qu'il est arrivé dans l'obs. III, détruire le périoste du tibia, par exemple, sur une étendue de plusieurs centimètres.

Dans aucun cas les articulations du membre malade ne se sont trouvées atteintes.

Quant aux lésions provoquées à distance, elle échappent à toute tentative qui chercherait à établir leur corrélation directe avec la maladie primitive.

Jamais nous n'avons trouvé d'abcès métastatiques ; ce qui ne veut pas dire pourtant que l'infection purulente ne puisse se développer dans quelques cas.

Nous avons trouvé le foie très manifestement graisseux. (Obs. III.)

Dans deux autres cas, les reins étaient légèrement altérés.

Enfin trois de nos malades sont morts : l'un à la suite d'une péricardite aiguë, l'autre à la suite d'une pleurésie ; le dernier, enfin, offrait les lésions d'une pneumonie au second degré.

Telles sont les lésions visibles à l'œil nu, qu'il nous a été donné de constater sur les malades atteints de lymphangite à forme gangréneuse.

Quant aux lésions que le microscope révèle, nous devons être très bref sur ce sujet ; nous ne pourrions que répéter ce que nous avons déjà dit mainte fois ; nous ne possédons en effet qu'un seul examen histologique complet, et les divers résultats qu'il nous a fournis ont été longuement exposés plus haut ; nous nous contenterons de rappeler ici les principaux traits renvoyant pour les détails à la page 21 et suivantes.

L'*épiderme*, détruit, remplacé par un détritus granuleux et jaunâtre au niveau des eschares, est encore représenté par ses cellules les plus profondes sur les points simplement enflammés, bien que des phlyctènes s'y soient formées ; la couche cornée fait seule défaut. Ailleurs l'épiderme est malade à un moindre degré et l'on assiste à la formation des phlyctènes entre la couche cornée et la couche de Malpighi, d'après le mécanisme indiqué par M. J Renaut. (Voir Prép. A, série I et aussi Prép. A. série II et A. série III, p. 22, 26, 29.)

Enfin sur les points où l'épiderme a conservé son intégrité apparente, on constate que les cellules épidermiques profondes sont gonflées et ont un noyau vésiculeux.

Les exsudations qui se font à la surface du derme, sont constituées par de la fibrine et des globules blancs dégénérés.

Derme. — L'inflammation qui précède la gangrène, est caractérisée par ce fait que tous les éléments y prennent part. L'injection des vaisseaux sanguins est extrême, ils contiennent un plus grand nombre de globules blancs qu'à l'état normal ; les fentes lymphatiques ont un endothélium tuméfié ; les globules blancs abondent dans leur intérieur, en même temps qu'ils infiltrent leur paroi ; les leucocytes sont d'ailleurs fort nombreux entre les faisceaux du derme ils s'accumulent de préférence le long des vaisseaux lymphatiques et sanguins.

Ce n'est pas tout, le tissu conjonctif lui-même manifeste sa participation à la phlegmasie par une suractivité nutritive très notable, les cellules fixes sont tuméfiées et gonflées, en voie de prolifération. Ce fait mérite d'être constaté. (Prép. C. série II, p. 29.)

Il y a donc une dermite totale; mais l'intensité des lésions est d'autant plus prononcée que l'on examine des points plus rapprochés de l'épiderme.

Lorsque la mortification s'est produite, on retrouve au niveau de l'eschare les mêmes altérations, elles existent seulement à un degré beaucoup plus avancé. (Prép. A. série I.) A la superficie du derme, les éléments conjonctifs sont dissociés par une substance granuleuse, formée de fibrine, de cellules et de leucocytes dégénérés. On n'y voit plus de lymphatiques, ils doivent être masqués par la substance granuleuse, car dans les points moins malades, on les voit en grand nombre, remplis par des globules blancs et par un fin réticulum de fibrine.

Plongés au milieu de cette substance grenue se reconnaissent les vaisseaux sanguins, thrombosés depuis un certain temps déjà, car les caillots et les globules qu'ils contiennent sont en voie de régression.

Il s'agit d'une dermite *fibrineuse* ; et les désordres inflammatoires sont infiniment plus intenses, et plus anciens immédiatement au-dessous de l'épiderme que dans les couches plus profondes.

Cette notion de l'ancienneté et de la topographie des lésions est fort importante, car elle nous autorise à affirmer que la phlegmasie, de nature fibrineuse, a eu la superficie du derme, l'*épichorion*, suivant l'expression de Piorry pour point de départ. Remarquons en outre que les masses de fibrine granuleuse et de leucocytes dégénérés, qui infiltrent et étouffent, en quelque sorte , les éléments de la superficie du derme, présentent une analogie frappante au point de vue de leur constitution, avec les couches pseudo-membraneuses qui ont été exsudées pendant la période inflammatoire.

Ces lésions cutanées que nous venons de résumer, sont très sensiblement les mêmes que celles que décrit M. Quinquaud (Quinquaud, note manuscrite).

« Une coupe fine, transversale de la peau, nous montre, avec l'écartement des faisceaux conjonctifs, que les espaces angulaires, irréguliers, lymphatiques, sont dilatés, plus volumineux que les vaisseaux sanguins, et entourés d'une zone grenue à un faible grossissement; cet aspect est dû à des globules blancs qui les environnent à la manière d'un manchon. Les vaisseaux sanguins eux-mêmes sont dilatés et entourés d'une zone de leucocytes; par places, ces globules blancs sont infiltrés dans toute l'épaisseur du erme.

« Çà et là, au niveau des plaques blanches de sphacèle superficiel, les globules blancs sont tellement abondants au milieu de la fibrine, qu'ils sont la cause de la couleur blanche de la gangrène. »

L'abondance de la fibrine et son accumulation dans la couche papillaire, sont les seules particularités qui distinguent notre description de celle de M. Quinquaud.

Dans certaines de nos préparations l'inflammation s'est montrée fort vive autour des glandes sébacées et des glandes sudoripares; mais déjà il s'agit de points où la dermite proprement dite se transforme en phlegmon sous-cutané. Les couches superficielles de la peau sont ici bien moins malades que les couches profondes; et le tissu cellulaire sous-cutané prend une bien plus grande part à la phlegmasie que dans les régions primitivement atteintes.

Enfin, quand la transformation est complète, on trouve dans le tissu cellulaire toutes les lésions du phlegmon diffus. Les vaisseaux lymphatiques jouent un grand rôle dans cette inflammation. M. Mayor a constaté qu'ils sont thrombosés, gorgés de fibrine et de globules blancs qui se voient accumulés en masse autour d'eux, de sorte qu'il y a en même temps endolymphangite et périlymphangite intense.

Les ganglions lymphatiques dont l'examen histologique a été fait dans l'obs. 1, étaient manifestement altérés, mais l'inflammation n'avait pas dépassé le premier degré.

Cette dermite intense qui cliniquement a commencé par être une lymphangite et qui s'est terminée par un phlegmon, a, dans l'intervalle de ses deux phases, amené une mortification très étendue des téguments. Le phlegmon sous-cutané, qui ne s'est manifesté que bien après la production de la gangrène, est fatalement étranger à cette gangrène (1).

L'inflammation qui a eu les caractères d'une lymphangite réticulaire, a commencé immédiatement sous l'épi-

(1) Nous devons cette note à l'obligeance de notre collègue et ami M. Mayor, Cet examen histologique a été fait à propos de l'obs. V. « Les fragments du tissu cellulaire sur lesquels se voyaient des traînées longitudinales blanches, purulentes, ont été plongés dans l'alcool, puis durcis par la gomme et l'alcool. Des coupes minces, perpendiculaires aux trajets purulents y ont été pratiquées, et après coloration par le picro-carmin ont montré les faits suivants :

A un faible grossissement on remarque en un point du tissu cellulo-adipeux près d'un groupe vasculaire artério-veineux une zone assez bien limitée, constituée par des globules de pus, des leucocytes pour la plupart en voie de *dégénérescence* (autant au moins que l'on peut s'en assurer par ce procédé.)

Mais en regardant de plus près, à un plus fort grossissement, on remarque que sur la coupe de ce demi cylindre purulent se voient, de place en place, des cylindres, les uns coupés transversalement, les autres longitudinalement, et qui contiennent un réticulum fibrineux au milieu des mailles duquel se trouvent de nombreux leucocytes.

Ce réticulum est bien limité sur ses bords, et cependant il n'y a pas de paroi distincte qui le sépare de la masse purulente ambiante ; il est partout entouré de globules de pus. Même en regardant le groupe vasculaire voisin, au milieu des artères et des veines on rencontre des vaisseaux à parois excessivement minces, peu distinctes de tissu environnant, et qui sont remplis du même réticulum englobant des leucocytes. Ce sont évidemment des lymphatiques enflammés, tout à fait semblable comme aspect, à ceux que l'on rencontre au voisinage des ulcérations tuberculeuses de l'intestin par exemple ; sauf cela que dans le dernier cas les leucocytes sont plus nombreux et plus avancés dans leur dégénérescence. Les cylindres contenus dans la fusée purulente sont évidemment de même origine seulement ici les parois vasculaires ont disparu, rendues semblables par l'inflammation, au tissu qui les entoure.

Il y a donc dans ce cas lymphangite et péri-lymphangite suppurée.»

derme pour se généraliser ensuite à toute la peau ; elle a siégé d'abord dans les réseaux sous-épidermiques, dont les parois formées par le derme lui-même se sont enflammées secondairement.

L'inflammation des lymphatiques ainsi qu'on l'a pu voir dans les points moins malades que la superficie du derme, est d'abord caractérisée par l'existence d'un coagulum, formé d'un fin réticulum de fibrine et de globules blancs. Quand la lésion est ancienne, ce caillot thrombosique, devient grenu, la disposition réticulaire disparaît, les globules blancs qui remplissent la cavité du lymphatique et infiltrent sa paroi, s'altèrent aussi, et alors le lymphatique n'est plus réconnaissable, masqué qu'il est, par une sorte de bande granuleuse.

Aussi, les réseaux lymphatiques si nombreux sous l'épiderme ne sont-il plus visibles quand ils sont ainsi oblitérés depuis un certain temps.

Phlyctènes. — Chassaignac niait qu'il put y avoir des phlyctènes pendant une angioleucite : et cependant nous en avons observé presque constamment, et d'immenses.

Nous en trouvons l'explication dans cette prédominance des lésions immédiatement sous-épidermiques.

La Motte (Traité de chirurgie, t. I, p. 415) attribuait la formation des phlyctènes à une bile extraordinairement aigrie et corrompue qui s'accumulait sous la peau, s'y arrêtait, y fermentait et augmentant ainsi son volume était obligée de traverser le derme qui lui permettait de passer grâce à la présence des pores ; mais l'épiderme ne pouvait être traversé, aussi cette serosité bilieuse s'arrêtait audessous « comme il arrive aux brûlures ».

Depuis que La Motte émettait cette bizarre hypothèse, les progrès de l'anatomie pathologique sont venus démontrer que la formation des phlyctènes se fait d'une façon beaucoup moins compliquée.

Il suffit, pour que l'épiderme soit séparé du derme par un liquide, qu'une cause quelconque vienne rompre l'équilibre, rigoureusement exact à l'état normal, qui existe entre l'apport des liquides par les vaisseaux afférents, et leur écoulement par les vaisseaux efférents. Dans le cas qui nous occupe, sous l'influence de l'inflammation, les vaisseaux lymphatiques, organes d'absorption par excellence, se sont rapidement oblitérés et sont devenus incapables de remplir leur rôle, au moment même où, par suite de la phlegmasie, le liquide sanguin arrivait par les artères en quantité beaucoup plus considérable. De telles conditions sont doublement favorables à la production d'un exsudat, aussi le liquide sorti des vaisseaux dans la superficie du derme, ne pouvant plus être repris par la voie d'absorption, tendra-t-il invariablement à se porter du côté de l'épiderme et à le décoller.

Voici comment les choses se passent d'après M. Renaut : « Le point le plus faible de la couche épidermique est la couche granuleuse, intermédiaire aux cellules soudées par la kératine et aux cellules dentelées du corps de Malpighi, fort adhérentes les unes aux autres. C'est au niveau de la couche granuleuse que les couches épidermiques cèdent et se clivent pour ainsi dire. Le liquide de l'œdème inflammatoire se précipite alors dans la bulle dont le contenu présente alors avec lui une identité parfaite et se compose de globules blancs, de rares globules rouges et d'une substance fibrinogène qui donne naissance à un reticulum fibrineux englobant les éléments cellulaires. »

Pathogénie de la gangrène.— La mortification de la peau

est survenue d'emblée, avant qu'aucune lésion du tissu cellulaire sous-cutané ne soit venue oblitérer ou détruire les les vaisseaux qui apportent au derme les éléments de sa nutrition.

C'est l'inflammation même du derme qui en a produit la mort, et cela grâce à l'acuité même du processus, qui se caractérise par une exsudation fibrineuse, la thrombose des capillaires et des petits vaisseaux, et enfin le gonflement, la prolifération et la régression des cellules fixes du tissu conjonctif.

L'exsudation liquide qui s'est faite d'abord, ne se trouve plus représentée dans le derme après sa nécrose, que par sa partie solidifiable qui s'est coagulée presque dès l'issue hors des vaisseaux, pendant que sa partie la plus fluide allait procéder à la formation des phlyctènes.

Si donc, ainsi que le démontre la clinique et la localisation des lésions, il est bien certain que la phlegmasie a débuté dans les réseaux lymphatiques sous-épidermiques, il n'en est pas moins vrai que la lymphangite n'est arrivée à produire le sphacèle que par une voie détournée, c'est-à-dire en provoquant une inflammation fibrineuse du derme et une irritation nutritive des éléments conjonctifs, tellement intense que les produits de nouvelle formation, au lieu de se ramollir peu à peu pour donner lieu à une suppuration, sont morts presque aussitôt qu'ils ont paru.

Ce mode de mortification et sa rapidité nous expliquent comment, dans la grande majorité des cas au moins, la gangrène a été sèche, et comment au lieu de se ramollir les éléments anatomiques, momifiés par la gangrène ont pu se conserver pendant une période assez longue tels qu'ils étaient au moment où ils ont cessé de vivre.

Quant aux lésions du tissu cellulaire sous-cutané, leur

pathogénie paraît s'expliquer par un double processus: l'extension de l'inflammation par continuité de tissu, et aussi la propagation du mal par l'intermédiaire des vaisseaux lymphatiques suivant le mécanisme des phlegmons angioleucitiques étudiés par Dolbeau et son élève M. Chevalet. (Chevalet, th. Paris 1875.)

CHAPITRE III

SYMPTOMALOGIE. — MARCHE.

La lymphangite à forme gangréneuse, débute comme une lymphangite vulgaire; après une période inflammatoire qui ne présente rien de bien spécial et se prolonge pendant un temps assez variable, bien qu'en général assez court, un nouvel élément apparaît, la *gangrène*. Les téguments se mortifient par surfaces plus ou moins larges. La maladie peut rester tout à fait superficielle, mais il n'est point rare de la voir gagner en profondeur en même temps qu'en étendue, et déterminer alors dans le tissu cellulaire sous-cutané des désordres plus ou moins graves suivant les cas, depuis la suppuration circonscrite du phlegmon simple, jusqu'à la désorganisation profonde du phlegmon diffus. Il se produit une transformation véritable.

Un fait important reste néanmoins acquis, c'est que toujours la mortification du derme précède les lésions des couches sous-cutanées.

Tels sont les principaux points que nous allons maintenant examiner.

Cette étude est basée sur l'analyse de 12 observations inédites parmi lesquelles 4 ont été recueillies par nous.

Ces observations se répartissent de la manière suivante,

d'après les régions sur lesquelles s'est développée la lymphangite gangréneuse.

Lymphangite gangréneuse du membre inférieur : 9 observations.

Lymphangite gangréneuse du membre supérieur : 1 observation.

Lymphangite gangréneuse du fourreau de la verge : 2 observations.

Dans la description qui va suivre, nous aurons surtout en vue la lymphangite gangréneuse des membres inférieurs. La question du siège est, d'ailleurs, fort accessoire, quelle que soit la région envahie les accidents naissent et évoluent très sensiblement de la même manière.

I. — Période de début ou d'inflammation.

La plus légère excoriation, le traumatisme le moins grave peut devenir le point de départ de la maladie. La blessure toujours plus ou moins négligée, en raison même de son insignifiance, devient tout à coup douloureuse, et s'entoure d'une zone rouge, qui ne tarde pas à s'élargir en prenant les caractères d'une lymphangite réticulaire.

Les symptômes généraux, frissons, fièvre, etc..., sur lesquels nous reviendrons plus loin, se montrent à peu près en même temps ; dans quelques cas même ils ont précédé les accidents locaux,

La rougeur s'étend rapidement ; en l'examinant de près on la trouve formée de fins réseaux. Elle ne présente aucun relief limitrophe ; les bords de la surface rouge sont irréguliers, frangés ; et si parfois ils paraissent un peu saillants, jamais du moins ils ne préseutent le rebord nettement accusé qu'il est ordinaire de rencontrer dans l'érysipèle.

Souvent la rougeur est disposée par îlots plus ou moins larges séparés par des espaces de peau saine. Ces îlots sont reliés entre eux par des traînées de lymphangite. Enfin on voit monter vers les ganglions placés à la racine du membre un certain nombre de lignes rouges, situées sur le trajet des principaux troncs lymphatiques.

A mesure que la rougeur s'accroît, elle devient plus uniforme. La disposition en réseaux et arborisations paraît moins nette ; les îlots s'élargissent et se fusionnent ; et bientôt de larges plaques se trouvent constituées.

La peau ainsi envahie présente des différences nombreuses au point de vue de sa coloration ; tantôt, en effet, elle est d'un rouge vif ; d'autres fois, elle est d'un rose pâle (Obs. III) ou bien fauve, érysipélateuse (Obs. I). Parfois enfin c'est une teinte vineuse qui paraît dominer. Il est fréquent, du reste, d'observer sur un même sujet ces variétés de nuance, auxquelles nous n'attacherons pas d'ailleurs plus d'importance qu'elles n'en méritent.

Les traînées d'angioleucite, qui se dirigent vers les ganglions, offrent les mêmes variétés dans leur coloration.

Cette rougeur est essentiellement superficielle, immédiatement sous-épidermique, au moins dès le début, et sur les points qui viennent d'être envahis. La plus légère pression du doigt suffit pour la chasser ; elle reparaît aussitôt que la pression cesse.

Cette pression est douloureuse, surtout sur le trajet des traînées rouges, au niveau desquelles on sent des cordons durs tendus sous le derme.

La pression est douloureuse également, lorsqu'elle s'exerce sur les ganglions lymphatiques qui sont engorgés et plus ou moins volumineux.

Le gonflement est nul, pour ainsi dire, pendant les premiers temps ; plus tard, la tension s'accuse davantage, sans jamais cependant approcher de ce qui s'observe sur les membres affectés de phlegmon.

Nous en dirons autant de l'œdème qui manque absolument au début, et qui, s'il apparaît dans quelques cas, est en général peu marqué pendant cette première période.

Ces signes objectifs ne diffèrent pas de ce qu'il est de règle d'observer dans toute angioleucite un peu intense ; aussi ne nous y arrêterons-nous pas plus longtemps.

Cette période est en général de très courte durée : deux ou trois jours en moyenne, d'après nos observations : il est tout à fait exceptionnel de la voir se prolonger pendant dix à douze jours comme dans l'observation VI. Parfois même (Obs. I) elle a été si courte que l'on serait tenté de nier son existence, et d'admettre que l'inflammation et la gangrène sont pour ainsi dire contemporaines.

Du reste, l'instant précis qui marque le passage de la première période à la seconde est fort difficile, pour ne pas dire impossible à apprécier, si l'on ne tient compte d'un phénomène qui n'a manqué que très rarement dans les cas que nous avons pu observer. Nous voulons parler de l'apparition des *phlyctènes.*

Velpeau les avait déjà signalées comme précédant la gangrène au cours d'une lymphangite. Nous ne voulons pas dire qu'elles la présagent fatalement ; nous savons, en effet, qu'elles peuvent exister sans mortification du derme, ainsi que J. Roux en a rapporté de remarquables exemples. (J. Roux. *Gazette médicale de Paris*, 1842, n° 4, p. 56.)

D'autre part, la sphacèle peut se montrer sans elles, ainsi que le prouvent nos observations X, XI et V; encore devons-nous dire que, dans ce dernier cas, les premières plaques de gangrène seules, se formèrent sans soulèvement épidermique préalable ; d'autres se produisirent plus tard, après soulèvement de phlyctènes. Il est donc extrêmement rare qu'elles fassent défaut, puisque ce fait ne s'est produit que deux fois parmi tous les cas que nous rapportons.

Aussi croyons-nous qu'il nous est permis de considérer les phlyctènes comme un accident presque constant dans la maladie qui nous occupe. Elles marquent la transition entre l'inflammation pure et simple et la mortification du derme. Nous dirions même volontiers de ces vastes bulles qui ne peuvent se produire sans une désorganisation profonde des couches épidermiques les plus rapprochées du derme, qu'elles ne sont que le commencement, le premier degré d'une mortification superficielle.

Quoi qu'il en soit, c'est à propos de la seconde période qu'il nous paraît naturel de les étudier.

II. — PÉRIODE DE MORTIFICATION DU DERME.

Après un laps de temps dont la durée varie suivant les cas, ainsi que nous l'avons dit plus haut, et pendant lequel on n'a observé d'autres signes physiques que ceux d'une lymphangite ordinaire, les *phlyctènes* commencent à se montrer.

Leur apparition peut être précédée d'un état particulier de l'épiderme qui semble épaissi, comme gonflé d'un liquide opalin, ce qui lui donne un aspect glacé (Obs. I analogue à ce qu'a signalé Sanson comme propre à ce qu'il appelait *érysipèle phlegmoneux veineux*. (Sanson. *Presse médicale*, 1837, n° 51, t. I, p. 40.)

Comme cet état de l'épiderme ne s'est présenté qu'une fois à notre observation, nous nous bornons à le signaler

L'épiderme se soulève sur les régions déjà couvertes par la rougeur. Ce phénomène se passe, soit au voisinage immédiat de la blessure qui a occasionné la lymphangite, soit à une assez grande distance.

Le mode de formation des phlyctènes n'est pas toujours identique.

Tantôt, en effet, on voit plusieurs petites bulles se développer à côté les unes des autres, s'élargir peu à peu et arriver en fin de compte à se fusionner.

Tantôt, au contraire, l'épiderme est soulevé tout d'une pièce sur toute une région, et l'on est fort surpris de voir qu'une surface qui la veille n'était que rouge s'est couverte tout à coup d'une immense phlyctène qui peut atteindre une superficie de dix à quinze centimètres carrés, ainsi que nous avons pu le voir sur plusieurs de nos malades. (Obs. II, III, VII, etc.)

Un fait remarquable, c'est la rapidité avec laquelle ces phlyctènes se forment et arrivent à ces proportions gigantesques ; quelques heures suffisent.

Ces phlyctènes font au-dessus des téguments une saillie variable ; dans quelques cas, elle est très minine ; plus souvent le soulèvement est très considérable, et l'ampoule est fortement tendue.

Il est très fréquent de voir à côté d'une grande phlyctène s'en élever une série de petites que l'on voit grandir et se développer successivement au fur et à mesure que la lymphangite envahit des régions nouvelles.

Le contenu des phlyctènes n'est pas absolument le même dans tous les cas.

Assez souvent, elles renferment un liquide roussâtre (Obs. I, II, IV) ; d'autres fois, il est sanguinolent, d'un rouge plus ou moins violacé, et, dans ce cas particulier, il nous a paru que la cavité qui retient le liquide est plutôt dû à un simple décollement qu'à un soulèvement véritable ; il y a comme une infiltration en nappe entre le derme et l'épiderme.

Parfois, enfin, le liquide est absolument blanc, clair, transparent, comme la sérosité que l'on rencontre sous la bulle d'un vésicatoire.

Ce liquide est en général séreux et assez ténu et il s'écoule complètement après la rupture de la phlyctène.

Il n'en est pas toujours ainsi, et nous avons pu voir dans un cas (Obs. III) des phlyctènes remplies d'une sorte de coagulum fibrineux, espèce d'éponge qui retenait un liquide clair et transparent.

D'ailleurs, cette coagulation fibrineuse qui remplit ainsi quelquefois toute la phlyctène n'est que l'exagération d'un fait qui s'est montré bien souvent ; nous voulons parler de l'exsudation pseudo-membraneuse qui se forme à la surface du derme, au-dessous des phlyctènes. (Obs. I, III.) Cette fausse membrane reste adhérente après la rupture des phlyctènes. Elle est d'un blanc plus ou moins pur, sa résistance est assez forte et son adhérence au derme assez faible, de sorte qu'il est possible avec une spatule de l'enlever par lamelles assez larges. Elle offre une grande analogie avec ces productions couenneuses qui se forment dans certaines conditions à la surface des vésicatoires.

Cette pseudo-membrane n'existe pas toujours avec des caractères aussi tranchés ; il n'est pas rare d'observer après la rupture de la phlyctène et l'écoulement du liquide, une couche pultacée, blanchâtre, étalée en nappe sur la surface dénudée du derme.

Quelquefois même cette exsudation ne forme pas une couche continue, mais comme un semis de petits amas blancs du volume d'une tête d'épingle environ.

Quelle qu'elle soit d'ailleurs, une telle exsudation fibrineuse ou pultacée, est l'indice certain d'une phlegmasie des plus violentes dans les couches superficielles de la peau.

Lorsque la phlyctène est rompue et son contenu évacué, on trouve au-dessous d'elle le derme déjà complètement mortifié sur une surface plus ou moins large, ou bien la gangrène commence à peine sur un ou deux points de la surface dénudée. Dans certains cas enfin, le derme ne présente que l'aspect d'une inflammation vive.

Dans cette dernière circonstance, il est d'un rouge plus ou moins intense ; fréquemment on voit un petit pointillé violacé, comme de petites ecchymoses punctiformes. (Obs. I, IV.) Sur d'autres malades, la teinte est uniforme, d'un rose pâle. La surface du derme ainsi dénudé est extrêmement sensible.

Lorsque la gangrène apparaît, elle se montre d'abord comme une petite tache d'un blanc grisâtre ou d'un noir jaunâtre. Cette petite eschare est d'abord d'une minceur extrême, et à son niveau on trouve une insensibilité très superficielle.

Dans certains cas, sur l'immense surface privée d'épiderme, quelques points isolés sont seuls frappés de mort, et la tache de gangrène, après s'être un peu étendue, reste stationnaire.

Souvent aussi, on voit la petite eschare s'élargir rapidement et acquérir des proportions considérables. Lorsque l'on peut suivre ainsi les progrès de la gangrène, on remarque que la nécrose est précédée par un changement de couleur : tantôt le derme pâlit et devient grisâtre, tantôt il présente une teinte légèrement ecchymotique. De sorte que Racle (*Gazette médicale*, 1849, p. 981) n'a raison qu'en partie lorsqu'il dit que toute gangrène des téguments est précédée par une coloration blanchâtre ; cette affirmation est beaucoup trop absolue, car dans un grand nombre de cas le point qui va se mortifier passe de l'état d'ecchymose à l'état d'eschare.

Il n'est pas toujours possible d'assister ainsi à l'apparition et au développement de la gangrène, on peut même dire que dans la plupart des cas la mortification du derme succède immédiatement au soulèvement épidermique.

La phlyctène se montre ; on la déchire, et l'on constate au-dessous d'elle l'existence d'une plaque de derme mortifié de coloration et d'étendue variable. Cette plaque n'occupe pas tout d'abord la totalité de la surface dénudée ; elle est placée au centre d'une zone rouge ; elle s'étend rapidement ; mais en même temps le décollement de l'épiderme fait des progrès, précédant en quelque sorte la marche de la gangrène ; et, quelle que soit l'étendue de celle-ci, elle est toujours bien moins large que les surfaces privées d'épiderme. Les eschares peuvent bien atteindre dix ou quinze centimètres carrés ; mais la dénudation du derme se fait sur presque tout un membre. De sorte que l'on se croirait à première vue en face d'un vésicatoire immense compliqué d'un sphacèle plus ou moins étendu des téguments.

La plaque de gangrène augmente pendant un certain temps, puis elle reste stationnaire, tandis que d'autres portions des téguments se mortifient à des distances variables. On trouve ainsi disséminées sur un membre un certain nombre d'eschares d'étendue variable et qui présentent aussi une assez grande diversité de teintes.

La couleur dominante est en général le noir brun ou la teinte feuille morte ; mais il n'est point exceptionnel d'observer le blanc sale avec une teinte rougeâtre, comme si l'on avait déposé là une couche de rouille. Et ce n'est pas seulement sur des sujets différents ou même sur les diverses eschares d'un même membre que l'on peut voir ces variétés de nuance, elles se rencontrent fréquemment sur une même eschare pour peu qu'elle ait une certaine largeur. Les tons les plus divers se trouvent associés ; aussi nous avons vu (Obs. I) des eschares noirâtres traversées par des bandes irrégulièrement dessinées d'un blanc presque pur. Cette disposition produisait un aspect tigré du plus singulier effet.

Dans quelques circonstances que nous croyons fort rares et dont nous avons eu la bonne fortune de rencontrer trois exemples, l'eschare cutanée est d'un *blanc absolument pur.* (Obs. III, XI et XII.)

Nous nous réservons de revenir plus loin sur l'histoire de cette *gangrène blanche.*

M. Quinquaud (Quinquaud. Note manuscrite) a observé comme nous ces différences de teinte ; nous verrons plus tard comment il les explique.

En dehors de ces dissemblances dans la coloration, tous les autres caractères physiques des plaques de gangrène cutanée sont à peu près identiques chez tous les malades.

La surface des eschares est lisse et polie. Elle ne fait aucune saillie ; au contraire, elle paraît légèrement déprimée par rapport au derme voisin. Nous n'avons observé que deux fois cette espèce de boursouflure que Velpeau regardait comme appartenant en propre aux eschares de la lymphangite. (Obs. IV et V.)

Ces deux cas sont aussi les seuls où nous ayons trouvé le ramollissement et la fonte purulente de la peau mortifiée que signale le même auteur.

Ordinairement les eschares sont plutôt sèches qu'humides, et le derme qui les constitue paraît aminci.

Excepté tout à fait au début, l'eschare se détache nettement à la vue. Ses bords sont parfois régulièrement circulaires ; on les dirait alors tracés avec un compas. D'autres fois, sans rien perdre de leur netteté, ils sont irréguliers, sinueux, et la périphérie de l'eschare est bizarrement festonnée. Tout autour, le derme rouge est, ainsi que nous l'avons déjà dit, dépouillé de son épiderme dans une étendue fort variable.

Ces eschares sont douces au toucher, souples en même temps que fermes et résistantes.

Une pression légère exercée sur elles n'est nullement perçue ; mais pour peu que l'on appuie le malade éprouve une certaine douleur.

Pratiquée à l'aide d'une épingle, l'exploration donne des résultats fort remarquables :

Tout à fait au début, alors que la gangrène n'est représentée que par une tache très superficielle, passe-t-on très légèrement la pointe de l'épingle sur cette tache, on la trouve insensible ; augmente-t-on un peu la pression, sans même enfoncer, aussitôt le malade se plaint qu'on le pique. Plus tard, lorsque l'eschare est complète, on note des particularités fort importantes également. Au centre de l'eschare, la piqûre est sentie et s'accompagne de l'issue d'une goutte de sang pour peu que l'on dépasse l'épaisseur du derme ; auprès des bords, il suffit d'enfoncer l'épingle de

1/2 millimètre pour produire de la douleur. Nous avons pratiqué ce mode d'exploration sur plusieurs de nos malades, mais surtout sur celui qui fut le sujet de l'observation III et qui portait sur le dos du pied une immense eschare, et sur la jambe des eschares moins étendues, mais à tous les degrés de leur développement.

Les plaques mortifiées de la lymphangite gangréneuse conservent ces caractères pendant plusieurs jours, et cette résistance à la désorganisation n'est pas un de leurs caractères les moins importants. Au lieu de se ramollir, elles se dessèchent comme si elles avaient subi une sorte de momification ; les divers éléments qui constituent la peau sont parfaitement conservés, bien qu'ayant cessé de vivre depuis plusieurs jours, ainsi que le démontre l'examen histologique.

Pendant que la peau d'un membre se mortifie ainsi en divers points, l'angioleucite poursuit son cours.

Les îlots de lymphangite réticulaire et les traînées rouges continuent à se produire, et la rougeur remonte plus ou moins haut vers la racine du membre, préparant ainsi le terrain pour la formation de nouvelles eschares.

Mais ce n'est pas seulement dans la direction centripète que se propage la lymphangite. Nous avons vu plusieurs fois la rougeur descendre vers les extrémités (obs. I, IV et VI) ; dans un cas même, elle ne s'est propagée que dans ce seul sens rétrograde ; partie d'une ulcération inguinale, l'inflammation descendit sur la verge et y détermina une gangrène de la peau du fourreau (obs. XI).

Ces faits nous ont paru mériter d'être signalés, car quelques chirurgiens refusent encore d'admettre que la lymphangite puisse s'étendre dans un sens centrifuge, et ils voient là une différence essentielle entre la lymphangite et l'érysipèle.

L'état des téguments qui entourent les eschares a déjà été noté. Nous avons insisté sur le décollement de l'épiderme, et sur les exsudations diverses qui peuvent se faire sous sa face profonde. Nous avons indiqué également la physionomie du derme.

Il n'y a guère d'autres modifications. Le gonflement reste pendant la période de mortification, à peu près ce qu'il était au début; c'est-à-dire peu marqué en général. Disons cependant qu'il peut devenir assez considérable en certaines régions telles que le dos du pied, ou le fourreau de la verge. Mêmes remarques à propos de l'œdème.

Ces caractères du gonflement et de l'œdème pendant ces deux périodes sont d'autant plus importants à retenir, que, ainsi que nous le verrons bientôt, les transformations de la maladie primitive qui s'effectuent dans bon nombre de cas ne se manifestent guère que par des modifications dans la manière d'être de ces deux facteurs.

Tels sont les désordres locaux pendant les deux premières périodes: ils se manifestent avec un ensemble de caractères dont la réunion imprime à la lymphangite gangréneuse une physionomie toute spéciale. Les différents cas ne varient guère que par l'étendue plus ou moins grande de la mortification. Nous pourrions, à ce point de vue diviser nos observations en deux catégories: dans la première rentreraient les cas dans lesquels la gangrène s'est contentée de détruire çà et là, quelques points limités du tégument. Les faits observés par M. Quinquaud (Quinquaud, note manuscrite) nous semblent se rattacher à cette classe.

la seconde catégorie appartiendraient les cas véritablement extraordinaires, où l'on voit se former d'immenses plaques de gangrène, de sorte que, après l'élimination, le malade aura perdu une bonne partie de la peau de son membre (Obs. I, II, III, V).

Nous reconnaissons que cette division est tout artificielle, puisqu'elle est uniquement basée sur une question de degré. Néanmoins les symptômes généraux sont à l'ordi naire, assez fidèlement en rapport avec la gravité de l'état local.

Symptômes généraux. — Le début de la maladie est marqué par un frisson qui se répète en général plusieurs fois pendant les premières heures.

En même temps la fièvre s'allume, le thermomètre atteint rapidement 39 ou 40 degrés.

On peut observer des vomissements mais nous ne trouvons ce symptôme que deux fois dans nos observations. Dans deux cas il y eut de la diarrhée. (Obs. VI et VIII.)

Le malade éprouve de la céphalalgie, du malaise, quelquefois même un peu de délire.

Ce mode de début est le début classique d'une lymphangite. L'apparition de ces accidents coïncide très sensiblement avec la modification locale qui indique le commencement d'une lymphangite : la douleur et la rougeur.

Dans quelques cas, les frissons, la fièvre, et même un délire assez violent peuvent se montrer plusieurs heures et même plusieurs jours avant que toute rougeur soit apparue aux alentours de la blessure. Dans deux de nos observations, ils devancèrent les accidents locaux de quelques heures; il n'y a là rien de bien exceptionnel; mais dans l'observation XI, et surtout l'observation VIII, les phénomènes généraux existèrent seuls pendant trois jours, et comme dans ce dernier cas il y avait un très fort délire, on pensait que le malade, qui était entré à l'hôpital pour un ulcère de jambe, faisait une affection cérébrale.

Quoi qu'il en soit, le début est en général très court et les symptômes généraux s'installent d'emblée, pour ainsi dire, avec une intensité remarquable.

Les frissons se reproduisent quelquefois pendant les premiers jours. Ordinairement, la fièvre seule persiste, mais elle ne présente rien de bien régulier dans son type. Tantôt en effet le thermomètre ne s'élève guère au-dessus de 38°; et ces cas ne sont pas les moins graves (aussi obs. I); chez d'autres malades il atteint 39° et 40°. (Obs. II, III, etc.)

La langue, blanche et sale au début, ne tarde pas en général à se dessécher et à rougir par sa pointe et ses bords.

L'appétit est nul.

Dans un cas nous avons vu de la constipation. (Obs. III.)

La diarrhée se produit aussi quelquefois dès cette époque mais elle est ordiuairement un phénomène plus tardif.

Le malade est agité, inquiet, il éprouve en général des douleurs assez vives au niveau du point malade.

Il n'est pas rare, enfin, d'observer des accidents cérébraux d'une gravité extrême.

Le délire, se montrant ainsi de très bonne heure est une des manifestations les plus remarquables de la maladie que nous étudions. Nous avons vu que le délire pouvait même précéder la rougeur; mais c'est exceptionnel, ordinairement, il se montre le deuxième ou le troisième jour.

Tantôt c'est un violent délire comme dans les observations VI, VII, VIII. Plus souvent il s'agit d'un subdelirium assez tranquille, sorte de délire professionnel. (Obs. II. III.)

Il est rare que les malades aient perdu complètement connaissance; ils sont profondement absorbés, plongés dans une espèce de somnolence, parlent difficilement; mais lorsqu'on les interroge avec lenteur et persistance ils finissent presque toujours par répondre.

Ces troubles du côté du système nerveux central indiquent une atteinte profonde portée à l'organisme.

On pourrait croire cependant que ces accidents relèvent jusqu'à un certain point de l'alcoolisme qui était évident chez plusieurs de nos malades; il est juste de dire que chez ceux là surtout le délire a été violent. Mais il s'est montré chez d'autres qui ne paraissaient pas alcooliques; d'ailleurs il n'a été que dans un cas nettement caractérisé comme délire alcoolique. De sorte que nous croyons pouvoir considérer ce symptôme comme une manifestation veritable de la lymphangite, tout en tenant compte cependant de l'état constitutionnel qui constitue une prédisposition véritable aux accidents cérébraux de cet ordre.

Ces différents phénomènes qui se montrent ainsi à une époque fort rapprochée du début, restent tels pendant toute la période inflammatoire; or nous avons vu que celle-ci est parfois extrêmement courte; et la distinction qu'il est possible jusqu'à un certain point d'établir entre les accidents locaux de cette période et ceux qui appartiennent à la suivante est tout à fait impossible à faire au point de vue des symptômes généraux. Ils restent les mêmes, en s'aggravant peut-être un peu, pendant les jours où il se produit du sphacèle. Et cela se comprend, car pendant que la mortification se fait en un point, la lymphangite continue d'évoluer soit par poussées successives, soit en suivant régulièrement son cours.

Cependant dans plusieurs cas, la mortification a été annoncée par une période de calme relatif. Les douleurs diminuent ou cessent; plusieurs malades ont été très affirmatifs sur ce point; en même temps le thermomètre baisse; chez la malade, qui fait le sujet de l'observation VI, quand l'eschare se produisit il se fit une chute de la température de 3 degrés; le soir le thermomètre marquait 40,2; le lendemain, après la mortification survenue pendant la nuit, il n'était plus qu'à 37,2.

Si la maladie doit avoir une terminaison favorable, les symptômes généraux perdent peu à peu de leur intensité, la fièvre diminue, puis cesse tout à fait, l'intelligence revient, et l'élimination des eschares se poursuit sans encombre.

C'est ce qui se passe dans les cas relativement bénins, lorsque la gangrène n'est pas très étendue. Ce n'est pas cependant qu'il en soit toujours ainsi; en effet dans l'obs. IX, une malade fut emportée en sept jours par une lymphangite très peu étendue, puisqu'elle ne produisit qu'une seule eschare grande à peine comme une pièce de cinq francs.

Ici les symptômes généraux ne furent nullement en rapport avec l'état local. Mais c'est là l'exception; ordinairement les accidents si graves qu'il nous reste à indiquer n'appartiennent qu'aux gangrènes très étendues.

Les symptômes généraux étaient d'abord ceux que l'on rencontre dans toute inflammation violente.

Dans les lymphangites graves ils prennent bientôt une autre physionomie.

La face s'altère; l'intelligence devient de plus en plus

obtuse; le délire plus ou moins aigu des premiers jours, ait place à la prostration la plus profonde.

Le ventre se ballonne. La diarrhée se montre toujours avec une grande abondance; les selles noires et liquides, répandent une odeur infecte.

Les urines sont rares et rouges.

La langue rougit sur les bords et à la pointe, se dessèche, se ratatine et s'effile de plus en plus. Sa face dorsale se couvre de fuliginosités et se fendille en divers sens. Elle prend un aspect rôti très remarquable.

Ces symptômes adynamiques arrivent quelquefois très rapidement, c'est à peine si la maladie a le temps de débuter que déjà elle prend ces allures typhoïdes. Dans la plupart des cas ce n'est qu'au bout de quatre ou cinq jours que ces accidents se montrent dans toute leur gravité. (Obs. I, II, III).

Ils peuvent alors acquérir rapidement des proportions telles, que si l'on n'intervient à temps, ils enlèveront le malade dans le cours de la seconde période interrompant ainsi la maladie en pleine évolution.

TERMINAISONS.

Dans les cas ordinaires, la lymphangite gangréneuse poursuit son cours, et elle peut se terminer de trois manières différentes :

I. *Par l'élimination pure et simple des eschares.*

La gangrène se limite, la lymphangite cesse de s'accroîtr e Bientôt la rougeur et le gonflement disparaissent presque complètement. Un cercle d'élimination se montre à la périphérie des eschares et celles-ci commencent à se détacher par leurs bords, le centre restant encore adhérent. Au bout d'un certain temps la plaque mortifiée peut être enlevée en totalité et l'on peut constater alors l'une des trois dispositions suivantes :

a. Ou bien la mortification n'a atteint que la couche la plus superficielle du derme et le fond de l'ulcération est formé par les couches dermiques sous-jacentes ; il semble que la peau a été très légèrement abrasée. Nous avons plusieurs fois constaté ce fait, et M. Quinquaud l'a vu comme nous.

b. Ou bien c'est seulement à la partie centrale que la gangrène a frappé tout le derme, la périphérie de l'ulcère est formée par la peau elle-même taillée en biseau très oblique aux dépens de sa face externe. L'on peut même voir dans certain cas (obs. III) de minces bandelettes constituées par une portion de l'épaisseur du derme qui traversent le fond de l'ulcère.

c. Enfin, et c'est ce qui arrive le plus ordinairement, toute l'épaisseur du derme a été intéressée. La plaque de sphacèle laisse après elle une ulcération dont les bords plus ou moins régulièrement circulaires sont taillés à pic, à peine décollés dans une étendue de quelques millimètres et dont le fond laisse voir, suivant les régions, soit l'aponévrose, soit les tendons, etc. ; mais jamais les aponévroses ne sont dépassées.

Ces trois variétés d'un même mode de terminaison se rencontrent dans les cas les plus favorables.

Les symptômes généraux se calment lorsque la mortification est achevée : il ne reste qu'un peu de fièvre qui persiste pendant l'élimination des eschares.

C'est ainsi que les choses se sont passées dans l'observations VI et aussi dans les deux observations qui nous ont été communiquées par M. Fournier.

II. Elimination des eschares accompagnée de quelques suppurations circonscrites du tissu cellulaire sous-cutané. — Ce mode de terminaison est très fréquent.

Après la mortification de la peau, les phénomènes inflammatoires persistent dans une certaine étendue, d'une part, au voisinage des eschares, d'autre part à une distance variable sur le trajet des lymphatiques enflammés. La peau reste rouge autour des plaques mortifiées, le gonflement et l'œdème persistent ou même augmentent à ce niveau. Et après la chute de l'eschare on se trouve en présence d'un décollement plus ou moins étendu ; parfois même (obs.IV) quelques lambeaux de tissu cellulaire sont entraînés par la suppuration.

Les abcès sur le trajet des lymphatiques ne sont pas non plus fort rares. On voit les traînées rouges s'élargir en un point, former une plaque violacée, légèrement saillante ; parfois on observe des phlyctènes sur la peau qui recouvre ce petit phlegmon, qui se ramollit en trois ou quatre jours.

Ces abcès se rencontrent surtout au voisinage des articulations. (Cou-de-pied. Obs. VI. Face interne du genou. Obs. II, IV.) Elles n'ont d'ailleurs aucune gravité, cependant elles fournissent une assez grande quantité de pus et peuvent même, ainsi que cela paraît être arrivé chez le malade de l'observation IV, se terminer par l'établissement d'une fistule lymphatique. Les décollements qui se sont formés autour des eschares ne constituent pas davantage un accident sérieux, la peau se recolle rapidement et la guérison n'en est que fort peu retardée.

III. *Terminaison par suppuration diffuse du tissu cellulaire sous-cutané. Phlegmon diffus secondaire.* — Ce mode de terminaison de la lymphangite gangréneuse n'est que l'exagération des phénomènes que nous avons signalés dans le paragraphe précédent.

Ce phlegmon diffus consécutif se forme par l'extension de la maladie des couches superficielles de la peau aux couches profondes et en fin de compte au tissu cellulaire sous-cutané. Ce n'est pas une complication, mais bien ainsi que M. Le Dentu l'a parfaitement établi, « une *véritable transformation* (Le Dentu. Pathologie du système lymphatique. Dict. de méd. et chir. pratiques, t. 21, page 43. 1875), et une substitution véritable qui s'opère au profit de la maladie nouvelle et au détriment de la maladie primitive, celle-ci disparaît et s'absorbe pour ainsi dire dans l'autre. »

Cette métamorphose d'angioleucite en phlegmon est complète dans bien des cas ; elle se produit aussi dans la lymphangite gangréneuse, seulement ici la maladie primitive ne saurait disparaître en entier, elle a profondément marqué son passage par la mortification étendue des téguments. Les eschares superficielles formées avant toute lésion du tissu sous-cutané, présentant des caractères nettement tranchés, sont comme des témoins de la lymphangite réticulaire primitive et elles ne sauraient, dans aucun cas être imputées au phlegmon diffus ; il n'existait pas encore et il était bien loin d'exister lorsqu'elles sont apparues.

Cela dit, revenons à la terminaison de la lymphangite gangréneuse par phlegmon diffus sous-cutané.

Lorsque la mortification de la peau s'est produite par de larges surfaces, si la lymphangite continue à s'étendre elle peut gagner en profondeur aussi bien qu'en surface.

Un certain nombre de modifications survenues dans l'état

local, permettent de prévoir cette transformation et de la suivre pas à pas :

La rougeur qui était superficielle, véritablement sous-épidermique,formée de réseaux ou de plaques irrégulières, devient uniforme. Elle disparaît plus lentement sous le doigt.

Puis elle prend une teinte plus ou moins livide. Le gonflement, peu marqué d'abord, augmente dans des proportions considérables,

L'œdème superficiel et de peu d'importance jusque-là augmente de la même manière, il change de caractère : il était jusqu'à un certain point élastique, il devient mollasse, on dirait que le doigt s'enfonce dans un corps spongieux qui serait étalé sous la peau.

En même temps les symptômes généraux qui avaient pu présenter une certaine rémission après la mortification, persistent en s'aggravant. L'adynamie devient de plus en plus profonde et la mort survient rapidement.

L'intervention chirurgicale peut encore à ce moment enrayer la marche fatale de la maladie.

On voit alors, après une période d'oscillation entre la vie et la mort, le phlegmon s'arrête dans son évolution.

Les eschares cutanées primitivement formées s'éliminent comme précédemment, mais à côté d'elles on voit se passer tous les phénomènes qui se manifestent habituellement à la suite d'un phlegmon diffus.C'est-à-dire les décollements immenses,les suppurations diffuses, l'élimination de vastes lambeaux de tissu cellulaire sous-cutané frappé de mort.

Il serait oiseux de faire remarquer combien est grave ce dernier mode de terminaison ; il est grave par les symptômes généraux qui l'accompagnent grave; aussi par lui-même, car, à supposer que le malade résiste jusqu'à l'élimination des eschares, aussi bien sous-cutanées que cutanées, il a grand chance de succomber, soit à l'épuisement qui succède à ces énormes suppurations, soit à quelque complication.

Trois de nos malades nous ont permis d'étudier cette redoutable transformation.

L'un (obs. I), malgré un traitement énergique, a succombé alors que le phlegmon diffus n'était qu'à sa première période. Un autre (obs. V) est mort emporté par une pneumonie, au moment où commençait la suppuration et la mortification du tissu cellulaire.

Sur le dernier enfin (obs. III), nous avons pu suivre l'évolution complète de ce phlegmon diffus et l'élimination des eschares superficielles, car ce malade était en bonne voie de guérison quand est survenue une pleurésie qui l'a emporté.

DURÉE.

La durée de la maladie est donc très variable.

Alors même que l'on se trouve en présence des cas les moins graves la *guérison* est toujours longue à obtenir, en raison même de la réparation qui doit s'effectuer. Ainsi la malade de l'obs. VI n'a-t-elle pu quitter l'hôpital que soixante jours après le début des accidents; le malade de l'observation IV n'était pas encore complètement guéri de sa lymphangite lorsqu'il succombé à une péricardite, six semaines après le moment où la gangrène était survenue.

De même le malade de l'observation VIII.

Quant aux cas dans lesquels la lymphangite s'est métamorphosée en phlegmon diffus, il nous est impossible d'établir une moyenne ; en effet, des trois cas que nous avons observés, deux sont morts en pleine évolution de la maladie (obs. I et V) ; quant au troisième, il était encore bien loin d'être complètement guéri, lorsque s'est déclarée la pleurésie qui l'a emporté.

Le malade de l'observation II, qui est un si bel exemple de succès thérapeutique n'est pas resté moins de deux mois et demi à l'hôpital,

Lorsque la mort survient, elle peut arriver à diverses périodes de la maladie :

Lorsque la gangrène est établie, le malade peut succomber à la suite des phénomènes ataxo-adynamiques, ainsi que cela s'est produit dans nos observations I et IX ; dans toutes deux entre le sixième et le huitième jour après le début des accidents.

Pendant la période d'élimination des eschares, alors même qu'ils ont traversé heureusement les différentes phases de la maladie, tout danger est loin d'être conjuré, et les malades peuvent être emportés, soit par la suppuration intarissable ou l'infection purulente, soit par une maladie intercurrente, et cela, longtemps après le début de la maladie.

PRONOSTIC.

Le pronostic est toujours grave, lorsque la gangrène apparaît rapidement, envahit de larges surfaces, et s'accompagne de symptômes généraux très intenses ; si l'on n'intervient pas promptement et avec une extrême énergie, le malade est voué à une mort certaine. Lorsque les accidents revêtent le type des fièvres ataxo-adynamiques, lorsque la diarrhée devient fétide et la langue noire et grillée, il faut craindre une mort prochaine ; cette terminaison sera rendue plus probable encore si la lymphangite se transforme en phlegmon diffus gangréneux.

Une exacte appréciation de l'état local et de l'état général commande donc le pronostic.

Lorsque la gangrène ne se produit qu'au bout de quelques jours, et qu'elle est limitée à de petites surfaces ; lorsque la chute de la température coïncide avec la mortification, et que la défervescence se maintient, on peut espérer une terminaison favorable.

Mais il ne faut pas négliger, même dans les cas les plus simples en apparence, de faire entrer en ligne de compte l'état général du malade. Car, ainsi que nous l'avons vu plus haut, les sujets sur lesquels la lymphangite se termine par gangrène sont en général porteurs d'un état constitutionnel mauvais.

La maladie d'ailleurs, est fort grave par elle-même, elle dure longtemps, et pour peu que les lésions soient étendues, les frais de la réparation seront considérables, et le malade entrera en convalescence exténué, misérable, dans un état de véritable misère physiologique ; il se trouvera, pour cette raison, placé dans d'excellentes conditions de réceptivité pour les maladies les plus diverses. C'est ainsi que nous avons vu mourir deux de nos malades que nous nous croyions en droit de considérer comme guéris ; ils ont été emportés par des maladies intercurrentes fort simples en elles-mêmes.

Enfin, à supposer que la maladie évolue favorablement, il faudra tenir compte du siège du sphacèle, de son étendue et de la cicatrice qui succèdera à l'ulcération. Il est bien évident, en effet, que la fonction sera à peine gênée par une cicatrice, même large, placée sur le milieu de la jambe ou de la cuisse ; les résultats seront tout autres, si la peau de la face dorsale du pied et du cou-de-pied a été détruite ; ou bien encore celle de la région du jarret.

Le malade qui fait le sujet de l'observation II et qui guérit après avoir perdu un bon quart de la peau de la jambe, pouvait, au moment de sa sortie de l'hôpital, marcher sans trop de gêne.

Avant d'aller plus loin, il ne me paraît pas inutile de résumer les principaux points de cette longue exposition clinique, dans un tableau où se trouvent analysées et rapprochées les douze observations inédites que l'on trouvera tout au long à la fin de ce travail.

VARIÉTÉS.

Nous pouvons voir d'après ce tableau que, bien que la maladie reste au fond essentiellement la même pour tous les cas, il est possible de distinguer au moins trois types cliniques :

1° Une varieté relativement bénigne dans laquelle la gangrène peu étendue ne s'accompagne que d'une réaction générale relativement peu intense.

C'est dans cette forme que me paraissent rentrer les cas d'œdème aigu angioleucitique observés par M. Quinquaud en 1874.

2° Une variété grave dans laquelle, avec une gangrène limitée, on observe des symptômes généraux extrêmement sérieux. (Obs. IV, VI, IX.)

3° Une variété, enfin, dans laquelle, à des désordres lo-

Tableau résumant douze observations de lymphangite gangréneuse.

OBSERVATIONS.	AGE	SEXE.	ETAT CONSTITUTIONNEL.	PARTIE DU CORPS ATTEINTE DE LYMPHANGITE.	DURÉE DE LA PREMIÈRE PÉRIODE. (INFLAMMATION SIMPLE.)	CARACTÈRES OBJECTIFS DES ESCHARES.	TRANSFORMATIONS.	TRAITEMENTS EMPLOYÉS.	TERMINAISONS.	DURÉE TO DE L MALAD
Obs. I.	55	Homme.	Epuisé.	Membre inférieur.	Moins de trois jours.	Vastes eschares noirâtres ou feuille morte, précédées de phlyctènes.	Phlegmon diffus commençant le 6e jour.	Grandes incisions au bistouri. Pansement à l'acide phénique.	Mort avec accidents ataxo-adynamiques.	Sept jo
Obs. II.	37	Homme.	Alcoolique.	Membre inférieur.	Indéterminée; très courte.	Vastes eschares brunâtres précédées de phlyctènes.	Pas de phlegmon; abcès circonscrit à la face interne du genou.	Grandes incisions avec cautérisations au fer rouge. Pansement à l'acide phénique.	Guérison.	Soixan quinze jo
Obs. III.	43	Homme.	Alcoolique.	Membre inférieur.	Vingt-quatre heures.	Vastes eschares, absolument blanches, précédées de phlyctènes.	Phlegmon diffus le 13e jour.	Incisions au thermo-cautère. Pansement à l'acide phénique.	Mort par pleurésie, après amélioration très remarquable.	Trente- jours.
Obs. IV.	54	Homme.	Alcoolique.	Membre inférieur.	Moins de quatre jours.	Eschares, brunes ou blanchâtres, peu étendues, phlyctènes.	Phlegmon circonscrit le 10e jour; abcès angioleucique près du genou.	Applications émollientes, incision de l'abcès.	Mort par péricardite alors qu'il semblait presque guéri de sa lymphangite.	Quarante- jours.
Obs. V.	48	Homme.	Rien de spécial.	Membre inférieur.	Quatre jours.	Eschares très étendues, brunâtres: une seule blanchâtre, précédée d'une phlyctène.	Phlegmon diffus après le 12e jour.	Ponctions avec le thermo-cautère. Pansement à l'acide phénique.	Mort par pneumonie.	Dix-hu jours.
Obs. VI.	42	Femme.	Rien de spécial.	Membre inférieur.	Onze jours.	Une seule eschare sur le dos du pied, blanchâtre; vaste phlyctène.	Phlegmon circonscrit le 18e jour, deux petits abcès au voisinage du cou-de-pied.	Applications émollientes, incision des deux abcès. Pansement à l'acide phénique.	Guérison.	Soixan jours.
Obs. VII.	42	Femme.	Rien de spécial.	Membre inférieur.	Moins de huit jours.	Plusieurs petites eschares brunes à la jambe, précédées de phlyctènes immenses.	Phlegmon circonscrit le 15e jour, abcès angioleucique près du genou.	Applications émollientes.	Guérison probable le 22 juillet.	—
Obs. VIII	40	Homme.	Alcoolique.	Membre inférieur.	Trois ou quatre jours.	Eschares très larges, brunâtres, précédées de phlyctènes. Plusieurs eschares très superficielles.	Pas de transformation.	Applications émollientes puis pansement à l'alcool.	Mort au 5e mois d'hémorrhagie cérébrale. La réparation était complète.	—
Obs. IX.	30	Femme.	Epuisée.	Membre inférieur.	Trois ou quatre jours.	Eschare brunâtre très limitée. Grande phlyctène.	Commencement de phlegmon circonscrit le 7e jour.	Incision au bistouri. Pansement à l'alcool.	Mort avec accidents ataxo-adynamiques.	Sept jour
Obs. X.	42	Homme.	Alcoolique.	Membre supérieur.	Neuf à dix jours.	Mortification très superficielle de la peau de la main, grande phlyctène.	Pas de transformation.	Pansement à l'acide phénique.	Guérison.	Trente jo
Obs. XI.	44	Homme.	Alcoolique.	Verge.	Trois jours.	Large eschare tout à fait blanche de la peau de la verge. Pas de phlyctène.	Pas de transformation.	Applications émollientes,	Guérison.	Cinquan jours.
Obs. XII.	34	Homme.	Sénilité précoce.	Verge.	Indéterminée, mais très courte.	Large eschare tout à fait blanche de la peau de la verge. Pas de phlyctène.	Phlegmon des bourses.	Pansement à l'eau alcoolisée. Incisions au niveau du scrotum.	Guérison.	Trente jo environ

caux très considérables, correspondent des symptômes généraux directement proportionnels. (Obs. I, II, V.)

Quant aux distinctions que l'on pourrait être tenté de faire d'après l'aspect des eschares, nous ne croyons pas qu'elles puissent avoir une grande importance. En effet quelle que soit la teinte de la plaque mortifiée, le tableau clinique est resté sensiblement le même.

Nous devons cependant envisager rapidement la question sous ce point de vue, car nous avons eu la bonne fortune de rencontrer trois observations d'une variété de gangrène de la peau extrêmement rare et par cela même fort peu connue : la *gangrène blanche*, appelée aussi gangrène blanche de Quesnay.

Nous dirons donc que la lymphangite gangréneuse produit sur la peau des eschares dont les teintes se rattachent à deux couleurs principales :

1° La *couleur noire* avec ses dérivés, variant depuis la couleur brun foncé jusqu'à la teinte feuille morte plus ou moins jaunâtre. Nous rangeons également dans cette catégorie les eschares grisâtres, roussâtres, verdâtres, rouillées, etc.

2° La *couleur blanche*. Les eschares sont d'un *blanc absolument pur*, sans mélange, d'un blanc de lait.

GANGRÈNE BLANCHE. — Cette forme de gangrène des téguments est appelée *gangrène blanche de Quesnay.* C'est, en effet, Quesnay qui l'a signalée le premier (Quesnay. Traité de la gangrène, 1749, p. 337). Il ne l'a pas observée lui-même ; il cite seulement deux cas observés : l'un par Jean Muys, l'autre par La Peyronie.

Dans le premier cas, il s'agit d'un vieillard qui eut une gangrène de la jambe caractérisée par la couleur pâle et le froid de la partie. Ce n'est pas là, à proprement parler, de la gangrène blanche de la peau. Cette observation ressemble beaucoup plus à de l'asphyxie locale ou à une gangrène par embolie artérielle ; c'est cette forme de gangrène que Cruveilhier a décrite sous le nom de *gangrène par cadavérisation*. (J. Cruveilhier. Anatomie pathol. générale, t. IV, p. 252.) « Dans cette forme de gangrène, les parties mortes se présentent sous l'aspect de celles d'un cadavre frais ou d'un membre que l'on vient d'amputer; on l'observe surtout dans le cas où la mort du membre a lieu instantanément, sans prodrômes, par l'interception complète et subite de la circulation du sang artériel. »

Il y a bien loin de ces gangrènes de tout un membre, à ces plaques blanches de sphacèle cutané, bien limitées, très superficielles ; elles seules méritent véritablement le nom de gangrène blanche de la peau.

La cadavérisation n'est pas la *Gangrène blanche* des téguments ; elle en diffère essentiellement. Et si Quesnay n'avait rapporté que cette seule observation, on aurait tort de lui attribuer la première description de cette forme.

Heureusement que, dans le second cas, il ne s'agit plus de la cadavérisation d'un membre, mais d'eschare blanche de la peau.

« M. La Peyronie a vu une gangrène à une petite fille, qui était causée par une humeur de dartre ; elle occupait la partie postérieure et latérale du col et descendait un peu sur les épaules. La couleur de la peau était d'un blanc terne ou obscur dans toute l'étendue de cette gangrène. »

Ici, le sphacèle ne saurait être attribués à l'asphyxie locale ou à l'embolie. Étant données la région et les conditions dans lesquelles le sphacèle s'est produit, il semble bien que la peau se soit mortifiée à la suite d'un érysipèle ou d'une lymphangite partie de quelque ulcération strumeuse ou autre.

Dans tous les cas, les deux observations de Quesnay ne se ressemblent point. Aussi M. Maurice Raynaud, dans son remarquable article sur la gangrène (M. Raynaud. Art. *Gangrène*, in Dict. de méd. et chir. pratiques, t. XV, p. 612), lorsqu'il confond la *Gangrène blanche* de Quesnay avec la gangrène *par cadavérisation* de Cruveilhier, nous paraît-il ne pas tenir tout à fait assez de compte du fait de La Peyronie, qui n'est pas du tout une gangrène par cadavérisation.

La gangrène blanche de Quesnay était à peu près oubliée ; c'est à peine si les auteurs classiques la mentionnaient.

Nélaton (Nélaton. Path. chir. t. I, p. 245) signale, mais sans y insister beaucoup, cette affection qu'il n'a observée que deux fois :

« Quelquefois les eschares de la peau sont d'un blanc gris. Cette particularité signalée par Quesnay a spécialement fixé l'attention de quelques auteurs. *Mayo* l'a décrite sous le nom de *Gangrène blanche.* »

Nous avons pu, après d'assez longues recherches, retrouver la description d'Herbert Mayo. Mais comme l'ouvrage de Mayo n'existe pas à la bibliothèque de la Faculté, nous avons dû nous contenter d'une analyse, fort exacte, et, dans laquelle le passage relatif à la gangrène blanche est cité textuellement. (*Medico-chirurgical review*. April 1836. t. XXVIII, p. 341.) L'article de la revue anglaise se trouve en partie traduit dans le *Journal des connaissances médico-chirurgicales*. (Paris, 1837, p. 71.)

Nous donnons ici la traduction de l'article du journal

anglais. L'auteur, qui paraît être le directeur même de la revue, après avoir cité Mayo, rapporte deux cas de gangrène blanche qu'il a observés lui-même :

« M. Mayo (Herbert Mayo, Outlines of Human Pathology, Part. I, p. 231), dans ses éléments de pathologie, dit : « La gangrène blanche est une affection de la peau dans laquelle, sans cause appréciable et sans symptômes avant-coureurs, quelques plaques de la peau, dans l'étendue d'un à trois pouces carrés, passent subitement à la mortification. Cette affection se rencontre quelquefois sur l'homme sain. On peut voir au musée de King's college un exemple de gangrène blanche dans lequel la maladie affectant le bras avait donné lieu à la formation de plusieurs plaques gangréneuses. Les parties sphacélées étaient blanches depuis le début du travail morbide jusqu'à leur séparation. »

« Probablement, beaucoup de lecteurs ne comprendront guère la nature de l'affection à laquelle le passage qui précède fait allusion. La maladie dont il est question n'étant pas à ce que nous sachions suffisamment connue, nous reproduisons ici deux cas de cette affection curieuse :

« Une fille âgée de 18 ans fut admise à l'hôpital Saint-Georges en septembre 1830. Un mois avant son entrée, elle avait eu plusieurs attaques de gangrène de la peau aux deux bras. La marche de la maladie a été comme suit : Il se montra d'abord en un point de la peau une rougeur diffuse avec aspect brillant de la surface. Ces symptômes étaient précédés de quelques frissons et de fièvre. Le lendemain, on découvrit dans le centre de la rougeur des plaques d'une couleur perlée, blanche, bleuâtre qui finirent par se réunir et former une grande plaque blanche, longue de trois ou quatre pouces, large environ de deux et environnée d'une aréole rouge ; le derme ne présentait pas d'élévation.

« Six ou sept jours plus tard, il se forma autour de cette plaque un sillon, par suite d'un travail ulcératif. Le derme circonscrit par ce sillon se détacha comme une eschare et laissa une surface détergée ayant tout à fait l'apparence de la couche profonde de la peau. Laissées sans être pansées, les plaques s'étaient desséchées et ressemblaient à du parchemin.

«La santé générale de la malade ne souffrait pas ; cependant de temps à autre elle présentait des accès de fièvre.

« Cette jeune fille était blonde ; sa constitution était un peu scrofuleuse ; elle était bien réglée.

« Le 12 octobre, une nouvelle attaque eut lieu. Il se forma sur le dos du pied droit une rougeur en plaques érythémateuses qui remontait un peu sur la partie antérieure de la jambe. Son centre était marbré de taches blanches qui offraient le même aspect que si une dissolution de chaux versée sur la partie s'y était desséchée. La surface de ces taches était légèrement squameuse ; elle était douloureuse à la pression, et le dos du pied était gonflé par le fait d'un léger épanchement sous-cutané.

« Le 13 octobre, les plaques blanches s'étaient un peu étendues et l'aspect squameux s'était encore accentué. La rougeur du pourtour s'était limitée et présentait par place des petites ecchymoses. Le doigt trouvait au-dessous d'une de ces plaques une sorte de fluctuation. Une piqûre pratiquée avec une aiguille exploratrice démontra qu'il n'y avait pas de liquide.

« Le 14, la rougeur périphérique s'était changée en une sorte de cordon ecchymotique environnant exactement les plaques. Cette partie ecchymosée était sensiblement plus élevée par l'eschare.

« Le 16, on vit qu'il existait au centre des eschares deux ou trois petits îlots de peau vivante, mais ecchymosée. Dans ces points, la peau n'était évidemment pas tout à fait morte et revenait à la vie.

« Le 17, le sillon d'élimination apparaissait autour des eschares.

« Dans la nuit du 23 octobre la malade eut un frisson suivi de fièvre. Pareille chose se produisit dans la nuit du 26, et il se déclara un érysipèle qui envahit la jambe et le pied. Cet érysipèle n'était pas encore disparu le 18 novembre.

« Les eschares de la peau s'étaient détachées dans cet intervalle et les ulcérations étaient cicatrisées. La jambe restait gonflée.

« La malade quitta l'hôpital le 22 novembre, et depuis nous n'en avons plus ouï parler.

« Dans un autre cas, les phénomènes furent exactement les mêmes ; la gangrène du derme fut également précédée d'une roupeur érythémateuse. Dans l'un et l'autre cas, l'affection ne paraissait pas avoir affecté toute l'épaisseur de la peau. Le travail de la sphacélation se limita à la surface, et les granulations prirent plus tard leur origine du chorion.

«Il s'agissait, dans ce second cas, d'une femme d'environ 30 ans ; le flux menstruel était peu abondant, et ses époques étaient très éloignées.

« Les causes de cette affection sont encore entourées d'obscurité. Dans les cas que nous avons eu l'occasion d'observer, nous n'avons pu découvrir dans l'état général de la santé des malades rien d'anormal. »

Voilà donc trois observations de gangrène blanche à ajouter au fait rapporté par Quesnay.

Malheureusement le fait auquel Mayo fait allusion, n'a qu'une valeur relative. En effet, il nous laisse ignorer les caractères de cette maladie affectant le bras et qui avait donné lieu à la formation de plusieurs plaques grangréneuses.

Les deux faits de Johnson sont beaucoup plus significatifs. En effet, l'auteur nous dit que la mortification a été précédée de rougeur diffuse érythémateuse. Enfin, il insiste sur ce fait que les eschares blanches étaient extrêmement superficielles et n'intéressaient pas toute l'épaisseur du derme ; il signale enfin les symptômes généraux, frisson, fièvre. Il est bien probable qu'il s'agit, dans l'un et l'autre cas, d'une lymphangite réticulaire.

Nélaton a observé deux fois la gangrène blanche de la peau ; l'un de ces cas nous paraît être l'observation de lymphangite aiguë du membre inférieur rapportée dans la thèse de Delay (Delay, th. Paris, 1852) ; il se produisit, sous une phlyctène, une eschare blanchâtre de la peau, au niveau de la malléole, et le malade mourut emporté par un phlegmon diffus secondaire.

Follin mentionne à peine la gangrène blanche de Quesnay et d'Herbert Mayo.

Billroth (Eléments de pathologie chirurgicale générale, 25e leçon, p. 299). « Dans certains cas de gangrène sèche, la peau gangrenée est, au début, d'un blanc pur. »

M. *Quinquaud* (Bull. de l'Académie des sciences, 1874 et note manuscrite, 1880), a observé un certain nombre de fois des petites eschares absolument blanches. Enfin, nous-même nous avons eu l'occasion de voir un cas des plus remarquables. Dans l'observation III, en effet, la lymphangite détermina une mortification de la peau de tout le dos du pied, d'une bonne partie de la jambe ; et toutes ces eschares formées sous des phlyctènes remplies d'une exsudation blanche restèrent d'un blanc absolument pur pendant toute la durée de leur évolution.

Il en a été de même dans les observations XI et XII. Les eschares formées sur le fourreau de la verge furent du blanc le plus pur. Voici comment les choses se sont passées dans l'observation XI : après deux jours de gonflement œdémateux du fourreau, on vit apparaître à la superficie du derme une tache hémorrhagique ecchymotique qui s'étendit un peu ; puis, tout à coup, dans l'espace d'une nuit, toute trace d'ecchymose, d'infiltration sanguine, disparut, et la tache lie de vin fut brusquement remplacée par une large eschare cutanée du blanc le plus pur. Ce brusque changement de coloration ne saurait être mis en doute, il a été vu par M. le professeur Fournier lui-même et il l'a vivement frappé.

J'avoue qu'il m'est impossible d'expliquer comment cette plaque ecchymotique, renfermant de grandes quantités de globules rouges et, par conséquent, de matière colorante du sang, a pu ainsi, du jour au lendemain, passer du violet au blanc pur. Je ne crois pas que l'on puisse admettre une résorption en quelque sorte instantanée des éléments rouges et des matières colorantes ; cette hypothèse serait en désaccord avec ce que nous savons de la physiologie des capillaires. Il me paraît plus naturel de supposer qu'il s'est passé, au moment même de la mortification ou dans les premières heures qui l'ont suivie, quelque modification d'ordre purement chimique. Mais on ne saurait s'arrêter sur ces hypothèses, alors qu'aucun fait positif ne vient les appuyer. Peut-être l'examen histologique de la plaque blanche eût-il donné la raison d'être de cette couleur; malheureusement il n'a pas été fait.

M. Quinquaud (note manuscrite) attribue la couleur blanche des eschares à l'infiltration du derme par de la fibrine et par des globules blancs; il est certain qu'il y en a en grande quantité; mais la présence seule de ces deux éléments ne suffit pas; en effet, dans l'obs. I, nous avions aussi de grandes quantités de fibrine et de globules blancs, et cependant les eschares étaient noirâtres. Il est vrai que les vaisseaux sanguins étaient gorgés de globules rouges. De sorte que je suis assez porté à croire que les différences de couleur tiennent bien moins à la présence ou l'absence des globules blancs et de la fibrine dans l'épaisseur du derme qu'à la présence ou l'absence des globules rouges et aux transformations possibles de leur matière colorante.

Quoi qu'il en soit de ces hypothèses, la gangrène blanche de la peau existe à la suite de la lymphangite et avec des caractères nettement tranchés, que nous résumons ici brièvement, d'après ce que nous avons nous même observé.

Les eschares blanches sont précédées de lymphangite réticulaire. Parfois l'épiderme se soulève en phlyctène et la bulle se remplit d'un liquide transparent ou d'un reticulum de fibrine et de globules blancs.

D'autres fois, il se fait dans les couches superficielles du derme une suffusion hémorrhagique qui disparaît tout à coup; au point qu'occupait cette suffusion se fait une eschare d'un blanc absolument pur.

Le derme mortifié est souple, lisse, doux au toucher, ferme, il ne fait aucune saillie au-dessus des parties voisines.

Laissé au contact de l'air, il se dessèche rapidement et prend une teinte jaune sucre d'orge, qui le fait ressembler à un parchemin épais.

Sous un pansement humide, il conserve tous ses caractères de blancheur et de souplesse, il se ramollit même un peu, jusqu'au moment de l'élimination, qui se fait en général tout d'une pièce.

Du reste, en mettant à part la question de couleur, les eschares blanches de la lymphangite ne diffèrent en aucun point des eschares brunes ou noirâtres que l'on observe plus fréquemment dans la même maladie.

Il nous a paru intéressant de rappeler brièvement l'histoire de cette forme de gangrène et aussi de chercher à établir que tous les cas de gangrène blanche de la peau ne rentrent pas dans l'ordre de la gangrène par *cadavérisation de Cruveilhier*. Nous connaissons, en comptant les trois observations que nous possédons, neuf faits de gangrène blanche de la peau, dans lesquels il ne s'agit certes pas de cadavérisation.

La cadavérisation se caractérise par une sorte de stupeur, d'anémie d'un membre, par la pâleur des téguments, mais il n'y a rien de limité; d'ailleurs le membre ainsi cadavérisé peut parfois revenir à la vie après plusieurs jours.

Dans la gangrène blanche proprement dite, ce n'est pas tout un membre, ce sont divers points de sa surface qui sont atteints. Il se fait après une période inflammatoire, un sphacèle bien limité, une eschare en plaque de la peau: ce point de peau n'est blanc que quand il est bien mort; il ne reprendra plus jamais sa vitalité, il n'est pas pâle, mais d'un blanc de lait.

Sa couleur frappe d'autant plus la vue que la peau qui entoure la plaque mortifiée, est rouge ou ecchymosée; de sorte que le reste du membre est bien loin de présenter l'état de cadavérisation.

C'est à ce seul point de vue que nous avons décrit à part la gangrène blanche de la peau.

Les documents nous manquent pour établir quelle est la part exacte qui revient au système lymphatique dans le mécanisme de sa production.

Nous ignorons encore si les eschares blanches appartiennent plutôt aux inflammations du derme dans lesquels la lymphangite réticulaire joue le rôle principal, qu'aux autres dermites gangréneuses, quelles qu'elles soient. Le microscope décidera sans doute un jour cette question ; contentons-nous pour le moment de constater que dans trois cas (obs. III, XI. XII,) une maladie caractérisée cliniquement par les signes évidents d'une lymphangite a produit une gangrène blanche très étendue du derme et du derme seul; parfois même de la surface du derme seulement.

CHAPITRE IV.

DIAGNOSTIC.

Il y a, croyons-nous, cinq points principaux à examiner, à propos du diagnostic de la lymphangite, gangréneuse : 1° reconnaître l'existence de la lymphangite ; 2° étant donnée une lymphangite, est-il possible de prévoir qu'elle arrivera à la mortification de la peau; 3° lorsque une gangrène des téguments se présente, peut-on reconnaître qu'elle est la conséquence d'une lymphangite; 4 quels sont les signes qui permettent de constater que la lymphangite est en voie de transformation ; 5° enfin quel est l'état constitutionnel du sujet; et quelles sont les principales complications qui pourront se produire.

I. Le diagnostic de la lymphangite, en elle-même, est facile, lorsque l'on assiste au début de la maladie, ou à son évolution ; et, à part les cas hybrides, à l'aide de certains caractères, tels que la rougeur en réseaux, ou en îlots irréguliers, très superficielle, sans aucun relief limitrophe, l'absence de gonflement et d'œdème, etc., la présence des trainées de lymphangite trajective, il est fort simple de différencier la maladie de l'érysipèle franc et du phlegmon diffus primitif. Nous n'insisterons pas sur ce point, et nous croyons inutile de revenir ici sur les relations réciproques qui existent entre la lymphangite réticulaire, l'érysipèle et le phlegmon.

II. Lorsqu'une angioleucite s'est produite il serait fort important de pouvoir reconnaître à l'avance si elle aboutira à la gangrène du derme, ou bien si elle se terminera d'une façon simple.

Ce diagnostic anticipé nous semble pouvoir être posé avec une rigueur suffisante, sinon dans tous les cas, du moins dans bon nombre d'entre eux ; et cela dès les premiers jours.

Il faudra soigneusement rechercher tout d'abord si le malade présente une tare organique quelconque ou un mauvais état constitutionnel, alcoolisme ou surmenage ; en second lieu il faudra tenir grand compte de l'intensité et du caractère des symptômes généraux ; le délire et l'adynamie précoces sont des signes de mauvais augure ; enfin, et surtout, il faudra soigneusement examiner l'état local : si la rougeur s'étend rapidement, prend une teinte vineuse ou violacée par places ; si les surfaces envahies se couvrent à courte échéance d'immenses phlyctènes, et si, au dessous d'elles le derme s'ecchymose ou se couvre d'une exsudation fibrineuse étalée en fausse membrane, la mortification du derme est fort à redouter. Il importe cependant de ne point être trop affirmatif, car on a vu quelquefois survenir des phlyctènes pendant une lymphangite sans qu'il y ait eu pour cela de gangrène (J. Roux). Mais ces faits sont rares ; et nous attachons une grande valeur à l'apparition des phlyctènes, surtout si ce phénomène coïncide avec un ensemble de symptômes généraux graves. Sur douze observations dans lesquelles la lymphangite a produit la gangrène, les phlyctènes n'ont manqué que deux fois.

III. Il se peut que l'on n'ait pas assisté à la première période de la maladie, et que l'on ne voie le malade que lorsque la mortification est déjà complète en plusieurs points. Comment dire alors que les désordres produits sont imputables à une lymphangite ?

Deux alternatives sont possibles,

A. Ou bien le mal occupe de vastes surface, ou bien la gangrène et la rougeur ne sont pas très étendues.

Dans le premier cas, l'on pourrait être tenté de croire à un érysipèle gangréneux vulgaire, phlycténoïde ou non ; en réalité la différence n'est pas grande au point de vue purement objectif. Il est bien entendu que nous réservons de tous points la question de nature et d'étiologie. Si la rougeur présente autour des eschares, les caractères de l'angioleucite, si surtout il existe des trainées se rendant aux glanglion son sera autorisé à éliminer l'idée d'érysipèle.

Si la rougeur a disparu ou s'est profondément modifiée, il faudra recourir aux commémoratifs et tenir compte de l'épaisseur des eschares, de l'étendue des surfaces dépourvues d'épiderme, et de l'exsudation qui souvent s'est formée sur le derme ; la dermite érysipélateuse, en effet, est plus intense dans les couches profondes de la peau que dans les couches superficielles ; à l'inverse de ce qui a lieu dans la lymphangite réticulaire : aussi voit-on les eschares de l'érysipèle occuper d'emblée tout le derme ; et lorsqu'elles sont précédées de soulèvements épidermiques, les phlyctènes sont toujours beaucoup moins vastes que dans la lymphangite : il est je crois exceptionnel de voir dans l'érysipèle le derme à nu dans toute l'étendue d'un membre, et sa surface ne se couvre pas de ces exsudats fibrineux que nous avons plusieurs fois notés au cours de nos observations.

Quoi qu'il en soit, il est des cas où l'on sera fort embarrassé pour se prononcer entre les deux affections. Nous n'avons ici en vue que l'érysipèle gangréneux primitif, franchement aigu, et non ces pseudo-érysipèles gangréneux, secondaires, qui se développent sur les membres œdématiés, aux dernières périodes de certaines maladies.

Phlegmon diffus. — Entre la gangrène cutanée produite par une lymphangite, et celle qui succède à un phlegmon du tissu cellulaire sous-cutané, il y a des différences profondes.

La lymphangite, réticulaire, inflammation essentiellement superficielle, donne lieu à des eschares exclusivement cutanées ; elles sont larges, lisses, plutôt sèches qu'humides ; limitées par des bords nettement tranchés ; autour d'elles, le derme est dénudé au loin ; la rougeur présente encore parfois la disposition caractéristique de la lymphangite ; le gonflement et la tension du membre sont peu considérables : il en est de même pour l'œdème, enfin au-dessous des plaques mortifiées, ainsi que l'on peut s'en assurer soit par des piqûres, soit par des incisions, il n'y a pas trace de suppuration.

Enfin le moment d'apparition des eschares est en général fort rapproché du début de la maladie, elles se montrent pendant que la rougeur est encore tout à fait superficielle.

Lorsque la peau vient à se mortifier à la suite d'un phlegmon diffus, le mode de formation des eschares et leur physionomie diffèrent absolument de ce que nous venons de voir : le phlegmon qui évolue dans le tissu sous-cutané respecte d'abord la peau, qui ne se sphacèle que plus tard, lorsque ses vaisseaux nourriciers sont détruits ou oblitérés. Quand les eschares se montrent, elles siègent sur un membre énormément tuméfié, la rougeur qui les entoure est diffuse, profonde, présente çà et là des marbrures violacées ; cette rougeur disparaît lentement sous le doigt qui la presse et l'on sent un empâtement mollasse, il semble que l'on appuie sur une masse spongieuse. Ces eschares ne sont pas lisses et fermes, mais ramollies; leurs limites ne sont pas nettes ; au-dessous d'elles on perçoit de la fluctuation, la piqûre ou l'incision donnent issue à du pus. Enfin, si elles sont parfois précédées de phlyctènes, celles-ci n'ont amais les dimensions énormes qui sont habituelles dans la lymphangite.

L'aspect est si différent dans le phlegmon diffus de ce qu'il est dans la lymphangite gangréneuse qu'il nous paraît impossible de confondre un seul instant les deux affections. Bien plus, lorsque la lymphangite, ainsi qu'il arrive souvent se sera transformée en phlegmon diffus, l'aspect des eschares qui se sont montrées alors qu'elle existait seule, suffira pour établir le diagnostic rétrospectif.

On ne saurait confondre la lymphangite gangréneuse, lorsqu'elle a envahi de grandes surfaces, mortifié de larges plaques de peau, avec les diverses formes de gangrène foudroyante, qui sont décrites sous les noms de *phlegmon ou érysipèle bronze*; *septicémie aiguë à forme gangréneuse*, etc.

Dans ces cas, le sphacèle envahit d'emblée, non seulement le tissu cellulaire sous-cutané, mais souvent aussi toute l'épaisseur d'un membre.

Le gonflement est énorme, des gaz putrides se développent dans le tissu cellulaire sous-cutané et si la maladie dure assez longtemps pour que la peau tombe en gangrène, ce qui, du reste, est exceptionnel, ce sphacèle cutané est bien accessoire. Il n'y a pas la moindre analogie entre l'évolution de ces diverses maladies et la manière d'être de la lymphangite à forme gangréneuse qui ne mortifie que des plaques de derme et qui respecte le tissu cellulaire sous-cutané.

B. — Lorsque les eschares sont petites et la rougeur relativement peu étendue, on peut quelquefois se trouver en présence de réelles difficultés dans le diagnostic. Non pas lorsque la rougeur existe avec les caractères de la lymphangite, mais quand cette disposition n'a pas encore eu le temps de s'accuser complètement, ou bien s'est déjà modifiée.

Ainsi, lorsqu'il n'existe qu'une seule petite eschare noirâtre, sur une partie légèrement tuméfiée et rouge, à la main et au bras, par exemple, on pourrait songer un instant à une *pustule maligne*; M. Gosselin (Gosselin. Clinique publiée in *Journal de médecine*, 1871, page 207.), a observé un cas d'affection érysipélateuse du dos de la main où ce diagnostic dut être posé : il s'agissait d'un homme de 35 ans, qui portait depuis quelques jours une pustule d'ecthyma ; la veille de son entrée à l'hôpital, il éprouva un léger picotement, bientôt il se produisit une vive rougeur, et dans la soirée le centre de la tuméfaction présenta une tache noire qui atteignit, pendant la nuit 7 à 8 millimètres de large.

L'eschare était située sur une élévation; autour d'elle,

dans une étendue de cinq à six travers de doigts existait une zone d'un rouge érysipélateux.

M. Gosselin éloigna l'idée d'une pustule maligne, car cette affection ne se développe pas aussi rapidement, l'eschare met deux ou trois jours à se former, la rougeur n'existe pas d'emblée.

M. Gosselin n'intervint pas et le malade guérit.

Il suffit d'être prévenu de la possibilité d'une confusion pour l'éviter; en effet, les commémoratifs, le mode d'apparition de la pustule, qui est précédée d'une petite tache, le mode d'extension de l'eschare, avec sa couronne de vésicules, ne permettront pas de la confondre avec la lymphangite gangréneuse circonscrite.

Mentionnons également le *charbon malin* que l'on peut observer non seulement aux paupières, mais sur les bras, le thorax, etc.

Il se produit dans cette affection, assez mal connue du reste, des phlyctènes et des eschares, accompagnées de phénomènes d'intoxication.

Mais ces accidents ne sont pas précédés de lymphangite superficielle et le gonflement, ainsi que l'empâtement, sont considérables.

Tout au plus si la rougeur de la lymphangite avait totalement disparu, pourrait-on avoir quelques doutes que lèveraient bientôt la connaissance des commémoratifs et de la marche de la maladie.

Nous devons encore signaler diverses affections locales, avec lesquelles on pourrait confondre la lymphangite gangréneuse, lorsque la fièvre est tombée, quand la lésion cutanée est très peu étendue et quand la rougeur périphérique a plus ou moins disparu.

Telles sont les *brulûres* aux deuxième et troisième degrés avec soulèvement épidermique un peu étendu.

Nous en dirons autant des lésions produites par divers caustiques, lorsque l'inflammation éliminatrice les entoure, etc...

Le diagnostic se fait ici par l'interrogatoire pur et simple du malade.

Un peu plus tard, lorsque l'élimination des eschares est complète, il reste de petites ulcérations superficielles dont le fond grisâtre, plus ou moins pultacé, repose sur le tissu cellulaire sous-cutané ou même sur la couche profonde du derme. Les bords sont nets, taillés à pic, peu ou point décollés, on pourrait se croire, à première vue, en présence d'ecthyma profond, syphilitique ou cachectique.

M. le professeur Fournier, nous a fait remarquer ce point particulier de diagnostic rétrospectif, à propos de la malade de l'observation VII.

Les anamnestiques et l'exploration soigneuse des régions traversées par les lymphatiques empêcheront facilement de tomber dans cette erreur.

Cette exploration des ganglions et de la région parcourue par les lymphatiques doit être soigneusement pratiquée dans tous ces cas : souvent on trouvera un reste d'engorgement ganglionnaire ou une induration plus ou moins étendue sur le trajet des troncs lymphatiques et ces signes lorsqu'ils existent, attestent, d'une façon non douteuse, l'existence antérieure de la lymphangite.

IV. — Il ne suffit pas de savoir reconnaître la lymphangite à forme gangréneuse, alors qu'elle existe seule; il faut toujours surveiller soigneusement l'état local, de manière à saisir le moment où la transformation se manifeste, cette propagation, ainsi que nous l'avons vu, n'est pas constante mais elle arrive fort souvent.

Le phlegmon diffus secondaire qui se produit souvent dans les cas graves, du sixième au treizième jour, d'après nos observations, s'annonce par le gonflement et l'empâtement spécial, spongieux qui se manifestent autour des eschares et au loin, en même temps que la rougeur change de caractère.

Quand le phlegmon diffus ne se fait pas, il ne faut pas perdre de vue que la suppuration et les décollements sont fréquents autour des eschares; il suffira de rechercher cette complication pour la reconnaître, si elle existe; on devra de même explorer tous les jours avec grand soin, les points où se forment de préférence les abcès angioleucitiques; en particulier pour le membre inférieur, le pourtour de l'articulation tibio-tarsienne et la face interne du genou.

V. Il faudra enfin se tenir en garde contre les complications les plus éloignées en apparence de la lymphangite ; et noter soigneusement tout symptôme anormal ; de cette manière on ne laissera pas passer inaperçues les *pneumonie, pleurésie péricardite* qui se produisent quelquefois. Nous rappelons que trois de nos malades sont morts de ces complications.

Enfin, le diagnostic sera complet, si, après avoir positivement reconnu qu'il s'agit d'une angioleucite gangréneuse avec ou sans complication, on s'enquiert soigneusement de l'état constitutionnel antérieur ; si l'on recherche les lésions viscérales qui ont pu dans une certaine mesure imprimer à la maladie son caractère de gravité tout spécial. Les urines surtout devront être examinées à diverses reprises au point de vue du sucre et de l'albumine.

Il faudra chercher à savoir également si la blessure d'où

est partie la lymphangite est une plaie simple, ou bien si elle a absorbé des matières septiques qui pourraient, ainsi que cela arrive parfois, produire la gangrène par le fait seul de leur malignité.

CHAPITRE V.

TRAITEMENT.

Les indications thérapeutiques sont subordonnées à la forme clinique de la maladie.

Les moyens les plus simples, les applications émollientes, eau de sureau et cataplasmes, suffiront parfaitement dans les cas bénins, c'est-à-dire lorsqu'une lymphangite aiguë, après avoir évolué avec plus ou moins d'intensité, ne produira qu'une gangrène limitée; lorsque celle-ci ne manifestera pas de tendance à s'accroître; lorsque, enfin, les symptômes généraux présenteront en même temps une rémission marquée qui ira en s'accentuant de jour en jour.

Nous rappelons que parfois des désordres locaux d'apparence peu grave sont accompagnés d'un cortège de phénomènes généraux fort sérieux. Ces cas assez rares devront être traités de la même manière que ceux qu'il nous reste maintenant à étudier.

Lorsque la lymphangite aboutit rapidement à une mortification très étendue des téguments, s'accompagnant de symptômes adynamiques, qui, au lieu de diminuer après l'apparition de la gangrène, vont au contraire en augmentant, le malade est voué à une mort certaine, si l'on n'intervient pas vite, avec une grande énergie et d'une certaine manière.

En présence de ces immenses surfaces, mortifiées ou violemment enflammées, il semble naturel de mettre en œuvre le traitement habituel du phlegmon diffus : les grandes incisions. Elles peuvent convenir dans certains cas particuliers, par exemple, lorsque la lymphangite menace de tourner au phlegmon sous-cutané ; mais nous les croyons absolument contre-indiquées alors que la lésion est localisée dans le derme ; et cela pour plusieurs raisons. En premier lieu, l'objet principal des incisions est de lever un étranglement ; or cet étranglement n'existe pas dans la lymphangite. Ce n'est pas du tout ce mécanisme qui a présidé à la mortification ; la preuve en est donnée par ce fait que non seulement les eschares largement fendues continuent de s'accroître, mais que les lèvres des incisions pratiquées sur des points simplement enflammés se gangrènent souvent dans une étendue plus ou moins considérable. C'est un fait sur lequel insiste beaucoup M. Verneuil ; nous avons pu l'observer nous-même sur le malade de notre observation I.

Bien plus, les profondes incisions qui ne sont d'aucune utilité sont nuisibles.

Une eschare, en effet, est un foyer dans lequel les matières septiques se développent et se transforment incessamment. Ces produits, par une sorte d'affinité d'ordre purement chimique, tendent à s'assimiler les parties vivantes qui les entourent. Aussi toute opération qui, sans modifier la gangrène elle-même, ouvrira les vaisseaux qui confinent à cette gangrène, n'aura d'autre résultat que d'ouvrir en quelque sorte une porte aux éléments putrides et septiques ; elle favorisera ainsi leur diffusion, non seulement dans les tissus qui avoisinent l'eschare, mais aussi au loin, et dans l'économie tout entière, par suite d'une véritable absorption.

Ce danger des incisions au voisinage des parties de la peau tombées en gangrène a été parfaitement reconnu et formulé par Piorry. (Piorry. Traité de pathologie iatrique et de médecine pratique, t. VII, p. 653.) Il écrit, en effet, à propos de la gangrène qui se manifeste dans la *dermite septicémique* : « Lorsque les plaques nécrosies sont larges et profondes et qu'elles ont de la tendance à s'étendre au loin, si un engorgement œdémateux de mauvais caractère existe à l'entour, si le mal se propage profondément et même jusqu'aux muscles, il faut substituer à l'azotate d'argent le fer rougi à blanc, porter celui-ci sur les parties frappées de mort et étendre la cautérisation jusqu'à ce qu'on arrive sur les tissus sensibles, ce qu'il est toujours facile de reconnaître par la douleur qu'accuse le malade... » Et il ajoute un peu plus loin, page 655 : « On s'abstient autant que possible de faire des incisions sur les téguments vivants qui tiennent aux eschares dans le but d'en favoriser la chute, car cette pratique offre le plus grand danger d'exposer la surface de la plaie à la pénétratisn des liquides putrides. »

L'opinion de Piorry est aujourd'hui celle de beaucoup de chirurgiens et en particulier du professeur Verneuil : « Un des grands reproches que je fais aux grandes incisions, c'est de donner lieu à l'écoulement d'une certaine quantité de sang suffisante pour produire un vide relatif dans le système vasculaire ; le malade est affaibli et les vaisseaux ouverts et baignant dans les liquides septiques absorbent énergiquement, et le malade s'intoxique. » (Verneuil. Clinique du 4 juin 1880, inédite, communiquée par M. Bruchet, interne du service.) Ces paroles de notre maître ont pour nous une importance capitale, car elles sont extraites d'une leçon faite sur un malade atteint pré cisément de lymphangite gangréneuse, celui dont nous donnons l'histoire dans l'observation VI. Dans ces circonstances, M. Verneuil, comme M. L. Labbé, emploie le fer rouge.

Fer rouge. — L'indication de l'emploi du cautère actuel nous paraît formelle en présence d'une lymphangite gangréneuse. Cette méthode thérapeutique si énergique ne saurait trop être recommandée contre toutes les inflammations gangréneuses, putrides ou autres, qui se traduisent par les symptômes caractériques de l'intoxication du sang. Fort employé par les anciens, ce mode de traitement tomba en discrédit au moyen âge ; Quesnay tenta de le remettre en honneur au milieu du siècle dernier. (Quesnay. Traité de la gangrène, 1749, p. 53.) Il fut vivement combattu par les chirurgiens de l'école de Dionis. (Dionis. Œuvres chirurg., 10e démonstrat., 1707, p. 704.)

Pouteau, vers la même époque (1752), soutint la même cause que Quesnay. Mais il faut arriver à la fin du XVIIIe siècle et au commencement du XIXe pour voir la méthode du traitement par le fer rouge sortir définitivement de l'oubli où elle était tombée.

Nous trouvons dans Larrey (Clin. chir., 1829, t. I, p. 64) que « vers la fin du siècle dernier, M. Pelletan (de l'Institut de France) avait signalé ce topique comme un puissant révulsif contre l'érysipèle ».

Percy, *Larrey*, *Dupuytren* préconisent l'emploi du fer rouge contre les gangrènes traumatiques, les phlegmons diffus, les érysipèles graves avec ou sans gangrène.

Larrey le mit fréquemment en usage dans divers cas d'érysipèle. (Larrey. Journal *la Clinique*, t. I, 1827, n° 58. — Larrey. Clinique chirurg., t. I, 1829, p. 58, etc.)

Depuis cette époque, bon nombre de chirurgiens, dont nous ne pouvons citer tous les noms, s'efforcèrent de faire prévaloir les idées de Larrey. Tels sont : Baudens (Mém. de chirurgie d'armée, 1836, t. XXXIX, p. 119. — Note sur le traitement de l'érysipèle à l'aide du cautère actuel) ; Jobert, de Lamballe (Bulletin général de thérapeutique, 1848, t. XXXIV, p. 35. — Considérations nouvelles sur l'étiologie et le traitement de la gangrène sèche des membres) ; Bonnet, de Lyon (Bulletin général de thérapeutique, 1848, t. XXXIV, p. 119. — Mémoire sur la cautérisation, considérée comme moyen de combattre les accidents qui surviennent à la suite des opérations). N'oublions pas la thèse de Küss (Küss. Th. d'agrégat. en chirurgie ; Strasbourg, 1844), soutenue en 1844 et dans laquelle on trouve un historique très complet, et des théories fort ingénieuses sur le mode d'action des divers caustiques et du fer rouge en particulier.

Cependant le fer rouge n'occupe pas dans la thérapeutique des inflammations cutanées, en particulier, la place qu'il mérite. C'est que Velpeau, sans le rejeter absolument, était bien loin d'être convaincu de sa supériorité dans le traitement des érysipèles phlegmoneux et du phlegmon diffus. « Ce remède n'est pas plus efficace que les incisions, les vésicatoires volants et que la compression ; et, comme il effraye beaucoup les malades, je crois qu'il trouvera peu d'emploi. » Il ajoute cependant : « Dans les phlegmons diffus très avancés, il pourra cependant être plus avantageux que les incisions, car il m'a semblé qu'il arrête plus promptement qu'elles la gangrène. » (Velpeau. Clinique chirurg,, t. III, p. 178.)

De nos jours, la plupart des chirurgiens sont assez peu portés à user du cautère actuel, au moins pour combattre les inflammations du système tégumentaire. On restreint son emploi à un petit nombre d'affections spéciales (charbon, tumeurs blanches, maladies utérines, etc.)

M. Duplay a traité par ce moyen les inflammations érysipélateuses graves et a eu des succès dans des cas presque désespérés.

M. Verneuil, ainsi que nous l'avons dit plus haut, considère le fer rouge comme formellement indiqué dans la lymphangite gangréneuse.

Mais personne, dans ce dernier temps, n'a autant fait que M. L. Labbé pour la vulgarisation de cette méthode thérapeutique. M. Labbé, depuis plusieurs années, se sert presque journellement du cautère actuel, et les résultats qu'il obtient dans le traite- ment des gangrènes traumatiques, des phlegmons diffus de mauvaise nature, des lymphangites gangréneuses, etc., sont bien faits pour convaincre de l'énorme puissance de cet agent (1).

Parmi les observations de lymphangite gangréneuse grave que nous rapportons, il n'y en a qu'une seule où la guérison ait pu être obtenue; c'est l'observation II que nous devons à la bienveillance de M. L. Labbé. Les désordres locaux et l'état général étaient aussi graves que possible ; la terminaison fatale semblait imminente ; deux applications énergiques du fer rouge ont réussi à enrayer presque instantanément la marche de tous les accidents.

L'obs. III que nous avons pu recueillir dans le service de M. Duplay n'est pas moins démonstrative, au même point de vue. Le malade, atteint d'une lymphangite intense avec gangrène très étendue et rapidement envahissante, était arrivé au dernier degré de l'adynamie ; des cautérisations énergiques le rappelèrent véritablement à

(1) Voir : Trudeau. Thèse de doctorat 1878. Traitement du phlegmon diffus par le fer rouge.

la vie ; il était presque complètement guéri des accidents engendrés par la lymphangite lorsqu'il succomba à une affection intercurrente.

Si nous rapprochons ces deux faits dans lesquels la méthode thérapeutique a été suivie de résultats immédiats si satisfaisants, des cas où nous avons vu l'impuissance des larges incisions (observations I, IX et même l'observation II, dans laquelle on employa sans aucun succès le bistouri 24 heures avant le fer rouge), si nous considérons, en outre, que non seulement les incisions sont inutiles dans le cas particulier, mais qu'elles sont dangereuses ; pour ces diverses raisons, la supériorité réelle du cautère actuel sur le bistouri nous paraît établie d'une façon péremptoire.

Il nous reste maintenant à examiner brièvement l'époque à laquelle il faut intervenir ; le manuel opératoire ; enfin, les phénomènes immédiats et consécutifs qui se manifestent après ce mode d'intervention.

I. Si l'on pouvait prévoir d'une manière certaine qu'une lymphangite va devenir gangréneuse, et donner lieu à des eschares qui s'étendront au loin, en s'accompagnant d'un état général de plus en plus grave, nous verrions un grand avantage à une intervention précoce ; malheureusement, s'il est jusqu'à un certain point possible de reconnaître à divers caractères indiqués plus haut, que la gangrène est imminente ; on ne saurait dire si la maladie s'arrêtera là, ou bien, au contraire, continuera à s'étendre.

Nous croyons donc prudent d'attendre la mortification ; si elle coïncide avec une chute de la température et une rémission dans les accidents généraux, on se contentera de l'expectation. Si, au contraire, la fièvre persiste en s'aggravant et en prenant le caractère des affections ataxo-adynamiques, la gangrène ne se limitera certainement pas; elle envahira des surfaces de plus en plus grandes. Il ne faut plus hésiter, c'est le moment d'intervenir; le plus tôt sera le mieux.

II. La manière d'appliquer le fer rouge n'est pas indifférente.

Larrey faisait en très grand nombre des raies très superficielles et employait un petit cautère cultellaire. Baudens préférait le bouton de feu. (Velpeau, clin. chir. t. III, p. 178 et suiv.)

Ces deux procédés ne sont pas assez énergiques dans bien des cas.

Voici comment opère M. L. Labbé : il *éteint* plusieurs gros cautères cultellaires sur les surfaces gangrenées, de manière à torréfier les eschares. Il trace ensuite une série de raies de feu sur les parties enflammées, en ayant soin de repasser plusieurs fois le cautère à la même place. Cette cautérisation linéaire doit être faite non seulement autour des eschares, mais aussi au loin, (obs. 2) sur le trajet des lymphatiques enflammés, en remontant vers les ganglions. Il est bon dans les cas tout à fait graves, de ne pas s'en tenir à ces cautérisations superficielles ; on fendra largement l'eschare avec le bistouri, et aussitôt on éteindra dans l'incision un ou plusieurs cautères, l'action du feu sera ainsi plus profonde. Si quelques vaisseaux ont été sectionnés, ils seront immédiatement oblitérés et les accidents d'hémorrhagie et de résorption putride n'auront pas le temps de se produire.

M. Verneuil sur le malade de l'observation V a procédé un peu différemment, il a fait avec le thermo-cautère une série de ponctions traversant la peau et le tissu cellulaire sous-cutané; l'on put constater après l'opération, une amélioration notable, mais le malade fut pris de pneumonie et mourut rapidement.

M. Labbé préfère les cautères cultellaires, au couteau thermo-cautère ; il semblerait que les effets du calorique ne fussent pas absolument les mêmes dans les deux cas. Le mode d'action, des anciens cautères, masses volumineuses, qui touchent en même temps d'assez larges surfaces, et que l'on éteint dans les parties malades, conviendrait mieux que le thermo-cautère pour arrêter l'extension des eschares, et les progrès de la septicémie.

Le thermo-cautère peut donner cependant d'excellents résultats, ainsi que le démontre l'observation III.

L'énergie du traitement doit être porportiounée à la gravité de la situation ; et dans ce cas, il vaut mieux aller au delà de ce qui était rigoureusement nécessaire, que de rester en deçà.

Si l'intervention est suffisante on est averti par une amélioration presqu'immédiate dans les symptômes généraux, et bientôt après dans l'état local.

III. Les désordres produits localement par l'action du fer rouge ainsi appliqué, sont bien loin d'être aussi considérables qu'on pourrait le croire. La peau ne se mortifie que très superficiellement au niveau des raies de feu, la petite eschare se dessèche, puis s'élimine au moyen d'une fort légère suppuration.

Les lèvres des incisions à la surface desquelles on a promené le cautère, ne sont brûlées que dans une très-minime étendue, à peine un centimètre, au plus.

Quant aux plaques mortifiées elles cessent de grandir comme si l'action du feu en les desséchant, avait détruit en elles toute puissance extensive ; ces foyers toxiques deviennent de simples corps étrangers dont les tissus voisins se débarrasseront avec facilité.

Indépendamment de ceteffet purement local, il en est un autre d'un ordre plus élevé; nous voulons parler de cette réaction salutaire qui se manifeste dans toute l'économie à la suite de la cautérisation. La vitalité est réveillée dans les tissus que la gangrène menaçait d'envahir, l'inflammation de mauvaise nature qui allait les détruire, est remplacée par une inflammation de bon aloi ; et les produits septiques, au lieu d'être absorbés, sont éliminés. Par cela même, l'intoxication diminue, puis cesse, et les symptômes adynamiques par lesquels elle se traduisait n'ont plus de raison d'être, la fièvre tombe, la langue se nettoie et devient humide, le ballonnement du ventre et la diarrhée disparaissent.

Tels sont les résultats ordinaires de l'emploi du cautère actuel dans les lymphangites gangréneuses vastes et malignes, et aussi dans toutes les inflammations gangréneuses de la peau et du tissu cellulaire sous-cutané. Nos observations II et III sont bien nettes à ce point de vue.

Quant à donner une théorie satisfaisante du mode d'action de ce puissant agent modificateur nous ne l'essaierons pas. Un fait existe : le fer rouge substitue une inflammation curative à une inflammation destructive, en d'autres termes la cautérisation remplace une foule d'activités inconnues et perturbatrices par le mode inflammatoire connu et facile à régler. » (Küss, th. d'agr. en chir. Strasbourg, 1844, page 48.)

A ces avantages précieux, on peut opposer quelques inconvénients, mais ils sont d'une importance médiocre.

Nous ne reviendrons pas sur ce fait que le fer rouge détermine une eschare au point où il est appliqué, ces désordres sont bien minimes à côté de ceux qu'a produits et que menaçait de produire encore la maladie primitive.

On peut objecter aussi que le traitement par le fer rouge est souvent difficile à faire accepter par les malades et qu'il est très douloureux. C'est ce qui faisait dire à Baudens (Mém. de méd. et chir. militaires, 1836, t. 39, page 119. Note sur le traitement de l'érysipèle à l'aide du cautère actuel.) « L'horreur du feu, les préjugés et la crainte de passer pour inhumain, s'opposeront peut-être toujours à ce que cette médication soit mise à profit dans la pratique civile. »

Il y a là une difficulté réelle, mais qui ne devra pas arrêter le chirurgien en présence d'un cas grave qui sera à peu près fatalement mortel, s'il ne sait pas imposer sa volonté.

Aujourd'hui, du reste, nous possédons les agents anesthésiques que ne connaissait pas Baudens, et nous ne voyons pas de contre-indication à les employer dans ce cas particulier.

Enfin, si la vie paraissait trop profondément atteinte, pour qu'on osât endormir le malade, il faut bien savoir que, au milieu de l'adynamie, qui est ordinaire pendant le cours de ces affections gangréneuses, la sensibilité est fort obtuse. La douleur n'a pas semblé très violente dans les cas où nous avons vu employer la cautérisation au fer rouge. (Obs. II, III, V.)

Après la cautérisation au fer rouge, et pendant toute la période d'élimination des eschares et de réparation des plaies, il faut panser les malades avec le plus grand soin ; désinfecter par des lavages ou des injections les foyers de suppuration gangréneuse. Les solutions phéniquées, en raison de leurs propriétés antiseptiques si énergiques nous semblent tout particulièrement indiquées.

Il va sans dire que le traitement général ne sera pas négligé. On soutiendra les forces du malade par tous les moyens, et surtout à l'aide du quinquina et de l'alcool.

CONCLUSIONS

I. L'angioleucite réticulaire et l'érysipèle faciles à distinguer parfois, en clinique, déterminent dans la peau des lésions à peu près identiques qui sont celles d'une dermite.

II. La lymphangite et la gangrène considérées dans leurs rapports de causes à effet, constituent un type clinique bien défini et qui doit être séparé des autres affections gangréneuses de la peau.

III. La gangrène cutanée est *primitive*, et les lésions sont toujours beaucoup plus accentuées dans la couche papillaire du derme que dans la profondeur.

a. La mortification peut respecter une partie de l'épaisseur du derme.

b. L'épaisseur totale de la peau est mortifiée.

IV. L'affection inflammatoire qui produit la gangrène évolue avec les caractères d'une angioleucite jusqu'à la mortification de la peau inclusivement.

V. Quand la mortification est produite, trois cas peuvent se présenter.

a. Les symptômes généraux s'amendent, le mal ne s'étend pas en profondeur. C'est le cas le plus bénin.

b. L'état général s'améliore: mais un phlegmon circonscrit se développe autour des eschares. Le pronostic est encore ici assez favorable.

c. L'état local et l'état général persistent avec une intensité croissante, l'adynamie apparaît, et si l'on n'intervient énergiquement le malade est voué à une mort certaine.

VI. Le traitement chirurgical le plus rationnel, et vraiment efficace consiste, dans l'emploi du *fer rouge*.

VII. Les grandes incisions sont à elles seules impuissantes à enrayer la marche des accidents.

Elles sont même nuisibles dans la majorité des cas ; à moins que l'imminence d'un phlegmon sous-cutané ne vienne les indiquer; et ici encore, il serait préférable de les pratiquer avec le *cautère actuel,* plutôt qu'avec le bistouri.

OBSERVATIONS

OBSERVATION I. (Personnelle.)

Lymphangite gangréneuse du membre inférieur droit. Mort.

Serrurier (Jules), 55 ans, menuisier, fut amené à l'Hôtel-Dieu le 27 décembre par des agents de police, et placé par erreur dans un service de médecine où il resta deux jours. Il n'entra que le 29 dans le service du professeur Richet, salle Saint-Landry, nº 4.

Notre collègue, M. G. Lavin, qui l'a observé pendant son séjour à la salle Saint-Augustin, nous a donné les renseignements suivants : Le malade était dans un état général grave; frissons violents et subdelirium. Il portait à la jambe droite une plaque de sphacèle, entourée d'une rougeur diffuse superficielle, couvrant toute la jambe, se prolongeant par traînées d'angioleucite et par îlots irréguliers jusque vers la face interne de la cuisse. La plus grande partie de la jambe était dépouillée d'épiderme. Des cataplasmes furent appliqués en attendant le passage en chirurgie.

Les antécédents de notre malade ont été assez difficiles à établir. Il a longtemps voyagé en Angleterre et a vécu dans des conditions relativement heureuses. Il se défend énergiquement d'avoir jamais eu des habitudes d'alcoolisme. Il nie également toute affection vénérienne. Il vint se fixer à Paris dans ces derniers temps et se trouva dans la plus profonde misère.

Le 24 décembre, il attendait son tour à la porte d'un fourneau alimentaire quand il fut bousculé et reçut, paraît-il, un coup de pied à la jambe. Il se produisit autour de la contusion, de la rougeur et du gonflement. Deux jours après cet accident, frissons suivis de fièvre. Le malade se rendit à la préfecture de police où on le garda un jour. Il fut reçu à la salle Saint-Augustin le 27 et entra à Saint-Landry le 29, c'est-à-dire cinq jours après avoir été blessé.

Ce qui frappe en arrivant à son lit, c'est sa maigreur, son aspect fatigué ; il est dans un état de subdelirium assez prononcé ; il ne répond que lentement et péniblement aux questions qu'on lui pose. En le découvrant, on remarque l'aspect tout spécial que présente le membre inférieur droit. A première vue, on se croirait en présence de brûlures à des degrés divers.

Le membre est rouge. Cette rougeur est étendue depuis la partie moyenne de la face dorsale du pied jusqu'à la racine de la cuisse. En avant, elle s'arrête au pli de l'aine ; en arrière au pli fessier ; en dehors, elle remonte au-dessus de la crête iliaque.

Dans le tiers inférieur, la teinte est fauve, érysipélateuse. Les mêmes caractères se retrouvent au niveau du pli de l'aine. Dans le reste du membre, la rougeur est moins foncée ; c'est une teinte rosée, violacée par places, rappelant celle de la lymphangite. Elle a un aspect spécial difficile à décrire : il semble que les couches épidermiques sont imbibées d'un exsudat liquide formant comme une mince couche glacée à la surface du derme.

A la partie antéro-interne de la cuisse, quelques ilots de derme ne paraissent pas atteints ; ils présentent une coloration presque normale ; ils occupent un espace large comme la main. Dans cet espace, nous trouvons plusieurs traînées de lymphangite parfaitement nettes qui se rendent aux ganglions inguinaux. A la jambe, dans la portion inférieure et interne, on trouve deux petites ulcérations en huit de chiffre ; elles n'intéressent que la couche la plus superficielle du derme et ont une teinte grisâtre avec un piqueté rouge violacé.

Nulle part on ne trouve, comme dans l'érysipèle, des plaques limitées par un rebord saillant.

L'œdème, assez considérable, présente la même étendue que la rougeur. Il est surtout marqué à la partie supérieure et externe du membre.

L'épiderme est soulevé par places, par un exsudat séreux et séro-purulent ; c'est surtout au niveau de la partie antéro-externe du tiers inférieur de la cuisse. Là existent de véritables phlyctènes ; si on les crève, on voit s'écouler un liquide séro-sanguinolent, très ténu, et on trouve une pseudo-membrane fibrineuse d'un blanc jaunâtre, facile à détacher du derme au moyen d'une spatule. Au-dessous, le derme à un aspect gris blanchâtre sur certains points; contenant, entre ses pupilles dénudées, de l'exsudat encore concret.

Nous trouvons encore à la fesse, à côté du grand trochanter, une plaque feuille morte de la grandeur d'une pièce de 5 francs. Toute la partie postéro-interne de la cuisse est dénudée, présentant l'aspect d'un vaste vésicatoire dont l'épiderme aurait été enlevé; et sur cette surface couverte d'une exsudation fibrineuse jaunâtre, apparaissent des plaques d'une coloration jaune brun.

A la jambe, au tiers supérieur, se voit une plaque de sphacèle de la largeur de la paume de la main, faisant le tour du mollet. Les bords en sont diversement, mais nettement découpés et festonnés; l'aspect est marbré. Sur un fond couleur feuille morte, avec des tons jaunâtres, apparaissent des points plus foncés; quelques-uns semblent tigrés de brun et de gris.

La rougeur disparaît sous le doigt, et la pression laisse une empreinte peu profonde à la jambe, beaucoup plus marquée à la cuisse. Cette pression n'est que peu douloureuse. Nulle part on ne trouve de fluctuation, excepté toutefois au niveau de la bourse prérotulienne qui paraît contenir une petite quantité de liquide. L'articulation du genou est saine.

Les ganglions du triangle de Scarpa ne peuvent être sentis isolément; il n'y a qu'une masse empâtée au niveau de laquelle la pression est extrêmement douloureuse.

D'une façon générale, le volume du membre n'est pas très considérablement augmenté, sauf à la partie supérieure et externe de la cuisse dont l'aspect rappelle d'assez loin celui du phlegmon diffus.

Des piqûres faites au niveau des eschares ne donnent issue qu'à une sérosité un peu louche.

Plusieurs personnes pensèrent à un érysipèle gangréneux. M. Richet porta le diagnostic de lymphangite pseudo-membraneuse et gangréneuse. Il nous dit avoir déjà observé cette forme, et porta un pronostic des plus graves. En dépit des incisions qu'on allait faire, la marche de la maladie ne saurait être entravée, et la terminaison fatale se produirait à courte échéance

On ne pouvait cependant rester inactif en présence d'un état aussi alarmant. De larges incisions furent pratiquées par M. Richet :

1° Sur la face externe de la cuisse, au niveau du bord antérieur du fascia lata ;

2° Au tiers inférieur, le long du bord externe du vaste externe ;

3° En dedans, une en bas, une autre au-dessus du pli fessier ;

4° Au tiers supérieur de la jambe, à 1 centimètre en dehors de la crête du tibia ;

5° Au cou-de-pied, perpendiculairement au ligament antérieur du tarse.

6° Sur la face interne de la jambe, une en haut, l'autre en bas, suivant la ligne d'opération pour la ligature de la tibiale postérieure.

Si l'on écarte avec le pouce les lèvres d'une de ces incisions, on sent le derme proprement dit, dur, résistant, épaissi, comme glacé, parcheminé ; au-dessous, le tissu cellulaire, mollasse, est tré d'œdème, il ne renferme que de la sérosité à peine louche.

L'aponévrose est découverte et il est facile de reconnaître qu'elle présente sa coloration normale. On voit ramper à la surface de nombreux capillaires dilatés.

Au niveau des eschares de la (jambe) la lésion est plus avancée. Le tissu cellulaire mortifié est gris jaunâtre ; quelques-unes de ses mailles paraissent infiltrées de pus.

Il en est de même au mollet.

Le pouls est dicrote, plein, 108 pulsations. La température n'a pas été prise. Délire dans la nuit. La langue est chargée ; mais il n'y a ni muguet ni fausses membranes.

L'auscultation du cœur n'indique rien d'anormal. On entend dans la poitrine quelques râles de bronchite.

L'examen des urines fait avec grand soin par M. Morel, interne en pharmacie, a montré qu'il n'y avait ni sucre, ni albumine, mais simplement des urates en grande abondance.

Le 30 décembre, le malade est fort abattu, il ne cesse de délirer. Diarrhée abondante, noire et fétide. Pouls 104. Température axillaire 37,3. Placé dans le rectum, le thermomètre ne s'élève pas au-dessus de 38,3.

La rougeur et l'œdème ont remonté de quatre travers de doigt au-dessus de la crête iliaque toujours sans rebords. De nouvelles phlyctènes larges, peu élevées, remplies d'un liquide séreux, se sont formées au niveau de la fesse.

Les lèvres de l'incision pratiquée au niveau du fascia lata et dans des tissus enflammés noircissent et présentent un commencement de sphacèle superficiel au-dessous de l'épiderme, qui est décollé.

A la partie antéro-externe de la cuisse, au tiers inférieur, le derme, que recouvrait hier une fausse membrane, s'est desséché et présente par places de légères marbrures jaunâtres paraissant très superficielles. Les mêmes taches commencent à se montrer en arrière et en dedans.

Les escharcs de la jambe semblent s'être desséchées ; un mince liséré jaunâtre paraît les limiter. Cependant le derme qui les entoure présente lui aussi un aspect desséché, jaune grisâtre, dans une étendue de plusieurs centimètres.

Les bords de l'incision pratiquée au cou-de-pied présentent eux aussi une mortification de quelques millimètres de large.

Il ne s'est écoulé de suppuration par aucune des incisions.

Le soir. T. A. 38,4.

31 décembre. L'état du malade s'est encore aggravé. Les points brunâtres apparus la veille se sont étendus ; le centre est noirâtre, entouré d'une zone feuille morte.

Une nouvelle eschare s'est formée à la fesse au point où nous trouvions hier des phlyctènes.

Les lèvres des incisions sont mortifiées dans une plus grande étendue.

Langue sèche, fendillée, fuligineuse. Diarrhée noirâtre, infecte. Evacuations involontaires. Pouls petit. T. A. 38,5.

Le soir. Extrémités se refroidissent. Pouls filiforme. T. A. 39°.

Mort le 1er janvier 1880, à une heure du matin.

Autopsie le 2 janvier à 10 heures du matin, trente-trois heures après la mort.

La coloration du membre dans les points qui n'ont pu être atteints par le sphacèle est d'un rouge violacé un peu pâle, mais une grande étendue de peau est mortifiée ou en voie de mortification.

L'eschare la plus étendue siége à la jambe, elle fait le tour du mollet. Elle est irrégulière et présente par places la largeur de la paume de la main.

Nous en trouvons une autre, fort large aussi, oblongue dans le sens de l'axe du membre, occupant le tiers inférieur de la cuisse ; deux autres à la partie supérieure, l'une au-dessous du grand trochanter, l'autre au-dessus. A la partie supérieure de la région postéro-interne, une plaque de sphacèle s'est formée autour d'une des incisions. Au-dessous, le derme dépouillé de son épiderme est gris jaune, marbré de taches noirâtres ; dans l'intervalle de ces taches, on trouve une mince fausse membrane jaunâtre, facile à décoller; au-dessous le derme est violacé avec des points noirs.

Sur la face antéro-externe de la région tibio-tarsienne, autour d'une petite eschare noire, l'épiderme est décollé et l'on voit le derme rouge avec un piqueté violacé. Il n'y a pas de fausse membrane.

En somme, presque tout le membre inférieur droit est altéré, sauf cependant l'extrémité du pied et la région antérieure de la cuisse.

Toutes ces altérations du derme tendent au sphacèle : le premier degré est une simple dénudation du derme, qui est rouge avec des points violacés. Sur certains points s'est fait une exsudation qui a donné lieu à la formation d'une fausse membrane.

Au deuxième degré, le derme devient gris jaune, sale, desséché, avec un piqueté rougeâtre. Peu à peu la teinte s'assombrit et devient feuille morte, uniforme.

Au troisième degré, les eschares sont d'un noir jaunâtre, souples, tranchant nettement sur le derme voisin plus ou moins malade.

Des coupes de la peau pratiquées en divers points ont confirme ce que nous avions noté au niveau des incisions.

Dans les points où il n'y avait pas encors d'eschares, nous avons trouvé le tissu cellulaire sous-cutané infiltré d'un liquide séro-purulent, mais nulle part nous n'avons trouvé de pus collecté.

Au niveau des eschares, la peau sèche, amincie, souple, repose sur un tissu cellulaire mortifié, jaune grisâtre, facile à décoller de l'aponévrose qui est parfaitement saine, ainsi du reste que les muscles sous-jacents.

Autour des eschares, dans une étendue de 4 à 5 centimètres, et plus particulièrement dans la région externe de la cuisse, notons une infiltration gris jaunâtre, puriforme, qui s'accentue de plus en plus à mesure qu'on se rapproche de l'eschare elle-même.

Le périoste du tibia, au-dessous de l'eschare, est rouge, injecté et épaissi ; il n'est pas décollé de l'os. Sur sa face externe est une mincé couche de pus concret.

Le seul point où nous ayons rencontré du pus collecté est la bourse prérotulienne, qui renferme une cuillerée à café d'un pus bien lié. Autour de ce point existe une infiltration purulente, remontant sur la face interne du genou, dans une étendue de 4 à 5 centimètres.

L'articulation du genou ne contient pas de pus : elle est absolument saine.

La veine saphène interne renferme du sang fluide, noir, avec un petit caillot mou, cruorique.

Le contenu de la veine fémorale est tout à fait semblable.

L'artère fémorale est athéromateuse.

Les ganglions du triangle de Scarpa sont augmentés de volume : les uns ont la grosseur d'une petite amande ; les autres, d'une noisette ; ils sont indurés, rouges à la coupe, mais ne renferment pas de pus.

A l'ouverture de l'abdomen, tout paraît sain. Le foie, absolument normal, pèse 1,800 grammes. La vésicule est pleine d'une bile noire.

Les reins ne sont pas malades ; les deux pèsent 400 grammes.

La rate, saine, pèse 170 grammes.

Le pancréas n'offre rien d'anormal.

L'estomac, petit, est sain ; sa surface interne ne présente ni villosités, ni épaississements.

L'intestin est normal comme l'estomac.

Quelques adhérences celluleuseses entre les deux feuillets de la plèvre dans le thorax.

Les poumons ne présentent qu'un peu de congestion hypostatique.

L'aorte n'est pas dilatée; les parois sont souples et ne présentent, malgré l'examen le plus minutieux, aucune trace d'athérome.

Le cœur est sain ; ses valvules ne portent ni nodosités, ni incrustations ; elles sont parfaitement normales.

OBSERVATION II. (inédide)

Lymphangite gangréneuse du membre inférieur gauche. Cautérisation au fer rouge. Guérison.

(Communiquée par M. Castex, interne du service de M. Labbé, hôpital Lariboisière.)

Armand B..., âgé de 37 ans, exerçant l'état de formier, entre le 29 novembre 1879 dans le service de M. L. Labbé, salle Saint-Louis (Hôpital Lariboisière).

Il s'était présenté le matin à la consultation avec un état général assez grave, et portant, sur la région antéro-externe de la jambe gauche, une petite tache noire de la dimension d'une pièce de 50 centimes. Cette tache était bordée par une phlyctène circulaire contenant une sérosité louche. Autour de cette phlyctène une zone rouge de 2 à 3 centimètres de largeur. Pour expliquer cette lésion, aucun traumatisme antérieur ; mais le malade portait sur la jambe et sur la cuisse un grand nombre de papules de prurigo qui étaient le siège de démangeaisons vives, de sorte qu'il avait pu les égratigner. Il est admis d'urgence dans le service.

A la visite du soir, ces lésions avaient pris de l'extension.

30 novembre. Matin, T. 39,2 ; P. 120.

Les plaques rouges sont plus nombreuses et plus larges. Elles occupent les régions interne et antéro-externe de la jambe. Sur la crête du tibia, une plaque noire mesurant au moins 8 centimètres de longueur, qui est dirigée verticalement. Sur la face interne de la cuisse, une large traînée de lymphangite à coloration sombre. Dans l'aine, trois ou quatre petits ganglions douloureux au toucher. Sur les plaques rouges de la jambe, de place en place, de larges phlyctènes remplies d'un liquide séro-purulent. On ne trouve pas cependant sur les limites de ces rougeurs le bourrelet caractéristique de l'érysipèle.

On porte le diagnostic : lymphangite à forme gangréneuse. Le membre est placé sur des coussins très élevés pour favoriser le dégorgement et pour voir si ces phénomènes qui paraissent si graves, ne céderont pas à la déclivité seule. Potion de Todd.

Vers 3 heures de l'après-midi, les phénomènes ne faisant qu'augmenter, je pratique trois grandes incisions de 15 centimètres chacune, sur le milieu des eschares, c'est-à-dire sur les faces antérieure, interne et externe de la jambe. Il s'écoula une sérosité assez abondante, et l'on put constater que le tissu cellulaire sous-cutané était infiltré d'une matière visqueuse et transparente qui lui donnait l'apparence de la pulpe d'orange. Le malade présentait un état très net de subdélire professionnel.

Pansement à l'eau alcoolisée. Potion de Todd.

Dans la nuit, grande agitation.

1er décembre. M. Labbé examine le malade pour la première fois et constate que les grandes incisions qui avaient été pratiquées la veille n'avaient pas procuré d'amélioration, la température était en effet de 39,6. Il pratiqua alors de larges cautérisations au fer rouge, et sur les eschares, en s'arrêtant aux aponévroses, et sur la traînée lymphangitique de la cuisse. A plusieurs reprises, il repasse le fer rouge et sur la jambe et sur la cuisse. Pansement avec tarlatane imbibée d'eau phéniquée. On continue la potion de Todd, dans laquelle on incorpore 50 centigrammes d'acide phénique ; vin de quinquina.

Le 2. T. 38,2. Le malade a été moins agité dans la nuit. L'état local n'a pas empiré. L'état général paraît s'être amélioré. M. Labbé recommence les grandes cautérisations au fer rouge sur toutes les parties atteintes. Potion de Todd phéniquée.

Le 3. T. 38. Le subdélire a cessé. Le malade commence à prendre quelque nourriture. Il garde cependant la langue sèche et quelque peu noirâtre sur le milieu.

Le 4. T. 38. La rougeur locale a diminué ; état général assez bon. M. Labbé constate une collection purulente à la partie latérale interne du genou gauche. Incision avec le bistouri.

Le 5. T. 37,8. Langue un peu blanche ; mais état général très bon.

A partir de ce jour, le malade n'a plus éprouvé d'accidents, si ce n'est un léger embarras gastrique, huit jours après, qui a cédé à l'administration de trois verres d'eau de Sedlitz. Les eschares produites, soit par la lymphangite, soit par les cautérisations, se sont éliminées une à une, et, vers le 25 décembre, le malade ne présentait plus qu'une large plaie couverte de granulations rosées, sur lesquelles M. Labbé a fait appliquer des bandelettes de diachylon.

16 janvier. La cicatrisation marche lentement. Le malade, en effet, présente un état d'anémie assez marquée et la surface privée d'épiderme est très étendue.

Le 18. La cicatrisation a fait quelques progrès.

Les urines n'ont pas été examinées dès le début de la maladie. A la date du 18 janvier, elles ne contenaient ni sucre, ni albumine ; le malade n'a, du reste, jamais présenté les symptômes de la glycosurie.

Le 26. Il reste encore deux plaies : l'une à la jambe, de 14 centimètres de long sur 10 de large dans sa plus grande surface, bourgeonnante, mais d'aspect un peu fargeux ; l'autre, au tiers inférieur de la cuisse, longue de 8 à 10 centimètres sur 2 de large.

Les cicatrices de cautérisation forment des bandes de 5 à 6 millimètres de large, très superficielles, marquées seulement par une coloration jaunâtre.

Le malade avoue volontiers avoir depuis quinze ans des habitudes d'ivresse ; il est donc alcoolique ; il présente un tremblement alcoolique des plus nets.

Le 25. Le malade est dans l'état le plus satisfaisant, la cicatrisation a fait des progrès considérables. L'ulcération de la cuisse est guérie ; il ne reste plus à la jambe qu'une plaie de 6 centimètres de long sur 3 centimètres au milieu, qui est le point le plus large.

Observation III (personnelle).

Lymphangite gangréneuse du membre inférieur droit. Cautérisation au fer rouge. Amélioration surprenante. Mort par pleurésie.

(Service de M. Duplay, salle Saint-Ferdinand, n° 20.)

Perrault, 43 ans (en paraissant 60), exerçant la profession de manœuvre, a toujours mené l'existence la plus misérable. Il a depuis fort longtemps des habitudes d'alcoolisme; se nourrit très mal; aussi paraît-il atteint d'une sénilité précoce; il est maigre et chétif. Il a eu des affections vénériennes de nature difficile à établir; il a un phimosis avec rétrécissement cicatriciel de l'orifice préputial et adhérence de la muqueuse préputiale à celle du gland. Les renseignements sont difficiles à obtenir à cause d'une prostration assez marquée et d'une sorte de subdelirium tranquille, qui cesse cependant lorsqu'on l'interroge doucement et avec persistance.

Voici les commémoratifs que nous avons pu établir : il y a dix jours, il portait de mauvaises chaussures qui le gênaient, des souliers très durs; il tomba en descendant d'un tas de charbon. Il éprouva une douleur assez vive, et, le soir, constata que la face dorsale de son pied droit était le siège d'une rougeur. Celle-ci s'accrut rapidement et, le lendemain, il ne put reprendre son travail. Il dut rester couché dans le garni où il habitait, et, le gonflement et les douleurs augmentant, il appliqua sur son pied des compresses d'eau-de-vie camphrée; le mal ne fit que s'accroître; dès le second jour, il se produisit sur la face dorsale du pied une « grosse cloque; » elle se rompit. Le lendemain, le malade s'aperçut que sous la phlyctène était une surface blanchâtre.

Les jours suivants, le gonflement et la rougeur s'étendirent à la jambe. Les douleurs étaient fort vives; il y eut, dès le premier jour des frissons qui se reproduisirent les jours suivants; pas de vomissements.

9 mars. Dans la soirée, le malade fut conduit à l'hôpital. Il était dans un état grave, avec du subdelirium, mais sans perte de connaissance.

Nous l'avons examiné le 11 mars au matin. Le membre inférieur droit est malade depuis la racine des orteils jusqu'au tiers inférieur de la cuisse.

La face dorsale du pied est d'un rose pâle ; la même coloration se voit sur la jambe; ici la coloration n'est pas uniforme; il est çà et là quelques points où la peau paraît avoir conservé sa couleur normale. Au niveau du genou, les îlots de peau saine sont plus larges et plus nets. Même remarque pour le quart inférieur de la face externe de la cuisse.

Nulle part il n'y a de rebord. La rougeur qui est très superficielle et formée de fins réseaux a des limites fort irrégulières. De nombreuses traînées de lymphangite en partent; elles vont se rendre au triangle de Scarpa et laissent, entre leurs mailles, des espaces de peau saine. Toutes ces traînées ont une couleur rose tendre.

La rougeur disparaît sous le doigt, à une pression légère, avec une très grande rapidité et reparaît de même, surtout à la cuisse et au niveau du genou.

A la jambe et au pied elle est un peu plus lente à disparaître, il faut une pression plus soutenue.

L'œdème est assez prononcé au moins à la jambe. Il fait absolument défaut ainsi que le gonflement dans la partie supérieure, au niveau du genou et à la cuisse. La pression du doigt n'est nullement douloureuse. La sensation d'empâtement est fort peu marquée. On sent sous le doigt, au niveau des traînées rouges, les cordons lymphatiques engorgés et légèrement douloureux.

Mais ce qui est remarquable et vraiment spécial, c'est l'étendue et l'aspect des surfaces mortifiées.

Une vaste eschare occupe toute la moitié externe de la face dorsale du pied, depuis la racine des orteils jusqu'à la malléole externe. Cette peau mortifiée est blanche comme du lait; elle est souple, mince; ses bords nettement découpés, sinueux, tranchent sur la peau voisine qui paraît plus élevée. Cette eschare s'est montrée sous une phlyctène il y a six jours environ. A sa périphérie, tout le dos du pied est dépouillé d'épiderme, et le derme à nu est rose sans aucun pointillé ecchymotique.

L'eschare est très mince : en la piquant avec une épingle, il suffit d'enfoncer celle-ci de 3 à 4 millimètres au centre, et de 1 millimètre à peine à la périphérie, pour provoquer de la douleur et faire sourdre une goutte de sang rouge.

Arrivée au dessous de la malléole, cette eschare se rétrécit pour se continuer avec une autre eschare de 4 centimètres de haut sur 2 de large, remontant entre le tendon d'Achille et la malléole externe. Cette dernière est encore recouverte d'épiderme soulevé par une fausse membrane pulpeuse, absolument blanche elle aussi.

Sur la jambe, l'épiderme est soulevé en phlyctènes, au niveau de la partie moyenne, comme si on avait appliqué à ce niveau un large vésicatoire. Il y a là un groupe de phlyctènes : les plus inférieures, larges, sont remplies d'un liquide blanc, opaque. Si on les déchire, on voit appliquée sur le derme une fausse membrane épaisse, molle, paraissant aréolaire. Au-dessous, le derme, blanc gris sur un fond rosé est insensible, mais très superficiellement. Les phlyctènes supérieures, plus petites, sont remplies d'une sérosité à peine lactescente, tout à fait comparables aux vésicules cantharidiennes.

On trouve, en outre, au tiers inférieur, c'est-à-dire un peu plus bas que ces phlyctènes, deux petites eschares blanches, recouvertes de débris de fausses membranes et d'épiderme : l'une sur la face antéro-externe à quatre travers de doigt au-dessus du ligament annulaire ; l'autre, en dedans, vers le mollet, à 6 centimètres en dedans du bord interne du tibia. Elles ont, l'une et l'autre, 1 centimètre de long sur un demi-centimètre de large.

Autour de ces eschares, il y a de l'œdème. Au pied, sur les bords de l'eschare, en un point où elle est détachée de la peau saine, on fait sourdre, par la pression, un liquide blanc, comparable à du lait un peu épais.

Notons encore une phlyctène à la base du gros orteil ; elle est remplie d'un liquide lactescent. Au-dessous d'elle, le derme à nu est parfaitement sain.

Nulle part il n'existe de fluctuation.

L'articulation du genou est saine.

La peau est modérément chaude ; le pouls est à 100.

Constipation depuis trois jours ; purgatif.

Langue sèche, fendillée, rouge, sans fuliginosités ; ventre ballonné.

L'auscultation du cœur et de la poitrine est négative.

Le soir, la température s'élève à 39,4.

12 mars. L'eschare du pied s'est encore amincie. Une nouvelle phlyctène s'est montrée sur le petit orteil.

Les eschares de la jambe sont plus étendues : elles sont toujours blanches. Les phlyctènes qui ne contenaient qu'une sérosité à peine lactescente sont remplies aujourd'hui d'un liquide épais, caséeux. Au-dessous du genou, en dehors, se sont formées deux nouvelles phlyctènes avec exsudat pseudo-membraneux, et très-léger sphacèle du derme. Une autre phlyctène, large et pleine d'exsudat pseudo-membraneux s'est formée au niveau du mollet.

La rougeur s'est étendue en plaque autour du genou, vers la face interne. Elle remonte sur la cuisse et semble moins superficielle. Elle est moins vive et moins légère qu'hier.

Les traînées de lymphangite persistant.

La langue est petite, sèche, rouge et luisante à la pointe et sur les bords, noire et fendillée sur la face dorsale ; elle paraît rôtie.

L'état général est mauvais ; intelligence fort obtuse ; le malade ne souffre toujours pas. Il a de la diarrhée.

T., 39,3.

Les urines, soigneusement examinées par M. Netter, ne renferment ni sucre, ni albumine.

13 mars. L'état local a empiré : la rougeur remonte jusqu'au milieu de la cuisse ; les traînées de lymphangite sont plus marquées.

Les eschares de la jambe n'ont pas augmenté, mais, au-dessous de la phlyctène apparue hier au mollet, se montre une plaque mortifiée, blanche, de la largeur d'une pièce de 5 francs.

L'état général est des plus mauvais ; l'intelligence est un peu plus nette ; le malade est fort inquiet ; il tousse fréquemment.

La langue est sèche, fuligineuse, la peau froide ; le thermomètre ne donne que 36°6.

En présence d'une situation aussi alarmante, M. Duplay décide l'application du fer rouge qui lui a déjà réussi dans des cas analogues.

On fait à la cuisse une série de piqûres, avec le couteau thermocautère, traversant la peau et le tissu cellulaire sous-cutané.

Plusieurs raies de feu sont tracées sur les trainées de lymphangite.

Enfin sur la jambe et le pied, on pratique plusieurs raies superficielles, longitudinales, en repassant à plusieurs reprises sur la même trace.

Le malade a souffert au moment de la cautérisation de la cuisse. Les brûlures de la jambe et du pied ont été à peine senties.

Au moment où le cautère touchait les parties, on voyait la peau rouge blanchir dans une étendue de 1 centimètre et demi.

Aussitôt après l'opération le malade est moins abattu, la peau s'est réchauffée.

La journée a été meilleure. Le soir, la température était remontée à 39°.

Le 14. La rougeur a presque entièrement disparu de la cuisse ; les traînées de lymphangite ne sont plus visibles ; les eschares n'ont pas augmenté ; il ne s'est pas formé de nouvelles phlyctènes;

mais au niveau de la jambe existe un empâtement diffus considérable qui commençait hier et qui a notablement augmenté ; on se décide à fendre largement en plusieurs points avec le thermo-cautère la peau et le tissu cellulaire sous-cutané jusqu'à l'aponévrose qui paraît saine ; il ne s'écoule qu'une sérosité lactescente ; mais les mailles sont largement infiltrées, spongieuses.

Le pied, au contraire, est très amélioré ; le gonflement a presque disparu.

L'état général est beaucoup moins mauvais. T. A., 38°2 le matin, 38°, le soir.

Le 15. Etat général mauvais; langue toujours sèche et rôtie. Diarrhée noire, fétide. T., 38.2.

La jambe paraît en voie de dégorgement, mais une poussée phlegmoneuse se fait sourdement autour du genou. Fluctuation dans la bourse prérotulienne. Léger empâtement sans rougeur à la face antéro-externe de la cuisse, peut-être dû à la réaction qui se fait autour des pointes de feu.

On pratique deux larges incisions au thermo-cautère. Une au-devant de la rotule donne issue à un pus bien lié, blanc.

L'autre, au côté externe du genou, fait reconnaître l'existence d'une nappe purulente sus-aponévrotique infiltrée dans le tissu cellulaire sous-cutané.

Du côté du pied, l'amélioration est très notable, le gonflement a disparu ; la peau saine ne paraît pas décollée. L'eschare toujours très adhérente et fort déprimée, de plus en plus mince, commence à changer de couleur à la partie antérieure ; elle se dessèche et prend une teinte sucre d'orge.

Le malade tousse assez fréquemment.

T. A. 38,2, le matin ; 38,2 le soir.

16 mars. Amélioration très considérable. Le phlegmon est complètement arrêté. Il n'existe plus qu'une rougeur pâle. La peau est décollée en plusieurs points dans une faible étendue. La pression fait sourdre un pus bien lié, de bonne nature. Il n'y a pas encore de cercle d'élimination autour des plaques mortifiées à la jambe. Au pied, une ligne jaune, déprimée, circonscrit l'eschare qui est toujours adhérente dans toute son étendue. Il n'y a pas une goutte de pus; l'eschare continue à se dessècher et à se racornir.

L'état général est très satisfaisant. Il n'y a plus de délire; la malade se sent très faible et ne souffre que fort peu. Il a bien dormi.

La langue s'est nettoyée; elle est encore un peu sèche, mais il n'y a plus traces de fuliginosités.

L'appétit est un peu revenu; la soif moins vive. La diarrhée continue.

La température prise avec grand soin n'est que de 37,4.

La journée a été bonne. T., soir 37,4.

Le 17. Le malade a bien dormi. La langue, humide sur les bords est encore un peu sèche sur la face dorsale. L'appétit est bon. Le malade demande à manger.

L'eschare du pied se détache; elle se ramollit. Un peu de pus louable s'est formé au-dessous.

A la jambe, le gonflement a très notablement diminué. La peau paraît recollée dans presque toute l'étendue; la rougeur est très peu marquée sauf à la partie inférieure et externe où elle est assez vive. Il y a là une petite collection qui est ouverte au thermo-cautère : il s'écoule environ une cuillerée à café de pus bien lié. Un très petit abcès analogue et ouvert à la partie inférieure de la cuisse.

En somme l'état local est amélioré. La diarrhée continue.

T. A. 37,8 le matin; 37,6 le soir.

Le 18. Nuit excellente. Il ne s'est pas formé de nouvelle collection. La peau se récolle. L'élimination des eschares se fait régulièrement.

La diarrhée a notablement diminué. La langue est presque revenue à l'état normal. T. 37,8.

Le 19. L'amélioration continue. L'eschare du pied est presque entièrement détachée, et on peut constater au niveau des bords que la peau dans une étendue de 5 à 6 millimètres n'a été mortifiée que tout à fait superficiellement. En effet, la peau saine est obliquement coupée en biseau aux dépens de la face superficielle.

L'eschare située en arrière de la malléole est encore plus remarquable; dans presque toute son étendue, le fond de l'ulcération est constitué par la partie la plus profonde du derme; la couche superficielle seule est tombée.

Même disposition pour les eschares de la jambe; et ici, d'autant plus frappante, qu'à côté des eschares primitives s'est formé un point de sphacèle sur un endroit où le tissu sous-cutané a été mortifié d'abord; ici, la peau amincie et décollée a été gangrénée des parties profondes vers les parties superficielles.

Le 21. L'eschare du pied est tout à fait tombée. On voit à la partie antérieure les tendons extenseurs. Mais en se rapprochant de l'articulation on ne voit plus ces tendons; il sont recouverts par places par des bandes dermiques très nettes respectées en partie par le sphacèle.

Le 22. Grande amélioration. L'odeur gangréneuse diminue; la diarrhée a presque complètement disparu. Des lambeaux assez considérables de tissu cellulaire se sont détachés à la partie supérieure de la jambe. La peau se recolle.

A partir du 22 mars, l'amélioration marcha rapidement; la diarrhée ne reparut plus; l'appétit était bon. La température oscilla entre 37,5 et 38°.

Bord antérieur du tibia dénudé dans une étendue de 5 à 6 centimètres. Suppuration peu abondante et de bonne nature.

Le soir du 1er avril, la température qui le matin était à 38°, monta brusquement à 40° à la suite d'un frisson violent qui s'était montré à 4 heures de l'après-midi.

Point de côté à droite et très bas. Dyspnée intense.

A la percussion, matité remontant jusqu'à la pointe de l'omoplate.

L'auscultation est rendue difficile par de gros râles trachéaux; on entend cependant quelques frottements et un peu de souffle.

Pas de crachats.

Diagnostic : pleuro-pneumonie, application de ventouses sèches. On continue la potion de Todd. Sulfate de quinine, 1 gramme.

Le 2. Le matin le malade paraît un peu mieux. La température n'est plus que de 38,4. Pas de changement dans l'état local.

Le soir, l'état du malade s'est fort aggravé. Respiration très embarrassée; râles trachéaux.

T. 39,4. Il meurt à 2 heures du matin le 3 avril.

Autopsie, le 4 avril, trente et une heures après la mort. Le cerveau est sain; les ventricules contiennent un peu de liquide. Les parois présentent un état villeux analogue à celui qu'on observe dans la paralysie générale, dont on ne retrouve pas les autres lésions.

Le cœur est sain; aucune altération de l'endocarde, du myocarde ou du péricarde.

Poumons : Pleurésie à droite. Epanchement séreux d'environ 800 grammes avec couenne fibrineuse.

Le poumon droit, un peu atélectasié, présente des travées de pneumonie chronique.

Foie très volumineux. 2,150 grammes. Il est jaune, très gras et ne présente pas traces d'abcès.

Les reins sont normaux ainsi que l'estomac et l'intestin. Le pancréas est normal.

Du côté du membre inférieur droit, la peau est recollée dans presque toute son étendue. Autour des ulcérations produites par les pointes de feu, à la cuisse, il n'existe ni suppuration ni décollement.

La veine saphène interne et ses principales branches sont absolument saines; il en est de même de la veine fémorale et de l'artère corrèspondante.

Il nous a été impossible de retrouver les vaisseaux lymphatiques sur les points qui avaient présenté pendant la vie des traînées d'angioleucite.

Les ganglions sont volumineux, durs, mais ne contiennent pas de pus. Le ganglion le plus inférieur du triangle de Scarpa présente les traces d'une périadénite assez intense.

Quant aux plans sous-aponévrotiques, ils sont absolument sains. Il en est de même de l'articulation du genou et de l'articulation tibio-tarsienne.

Le bord antérieur du tibia est à nu dans une étendue de 7 à 8 centimètres.

Observation IV (personnelle).

Lymphangite gangréneuse de la jambe droite. Mort par péricardite.
(Service de M. Duplay, salle Saint-Ferdinand, n° 2.)

Familliard, 54 ans, employé chez un huissier, est un homme vigoureux en apparence, mais buveur de profession. Il ne fait aucune difficulté pour avouer des habitudes d'alcoolisme. Il paraît avoir eu autrefois la syphilis, et il porte une cicatrice sur la jambe gauche.

Le 2 mars dernier, il fit une chute, se tordit légèrement le pied et s'écorcha très superficiellement la face externe de la jambe. Il continua à marcher.

Mais le lendemain survint une rougeur partant de la petite plaie, avec élancements et douleurs vives. La rougeur et le gonflement augmentèrent rapidement et s'étendirent vers la face interne de la jambe et du côté du pied. En même temps, fièvre et frissons plusieurs fois répétés. Pas de vomissements.

Il se produisit des phlyctènes ; mais le malade est loin d'être précis sur le moment de leur apparition. Elles ont cependant existé bien certainement, car le malade interrogé avec insistance sur le moment où étaient survenues des eschares nous a répondu qu'il n'avait aperçu de taches noires qu'après la *chute de l'épiderme;* ce sont ses propres expressions.

Quand j'ai vu le malade pour la première fois, il était à l'hôpital depuis cinq jours. Mes collègues, M. Netter et M. Brun, m'ont donné sur son état les renseignements suivants :

Le malade est venu à pied le 5 mars à l'hôpital. Il portait sur la f ; ceterne de la jambe droite une ecchymose assez étendue. La jambe dans son tiers inférieur était d'un rouge vif. La rougeur partait du côté externe, gagnait la face interne et donnait naissance à plusieurs traînées de lymphangite.

L'épiderme était décollé dans une assez grande étendue ; mais il ne paraît pas y avoir eu dessous de fausses membranes.

On voyait sur le derme dénudé deux taches brunâtres : l'une, au devant du tibia, et qui était apparue la première ; l'autre, à peu près au même niveau sur la face interne.

Sur le pied, il n'y avait aucune rougeur, seulement un peu d'œdème.

Le 7 mars, la rougeur était descendue au-dessous de l'articulation tibio tarsienne : le gonflement était assez considérable à ce niveau.

Le 8. L'épiderme se montra soulevé par un liquide louche au niveau de la malléole interne.

Le 9. Sous la phlyctène déchirée se montra une eschare blanchâtre nettement circonscrite et comme soulevée par un liquide.

Le malade avait une fièvre vive et présentait les symptômes du délire alcoolique le mieux caractérisé

J'ai vu pour la première fois le malade le 10 mars au matin. Il était dans un état d'agitation assez marqué ; répondait avec volubilité et une certaine incohérence, et prétendait ne souffrir nulle part. Voici ce que j'ai constaté :

Le membre est entouré d'un cataplasme. Une grande étendue de la peau de la jambe est dépouillée de son épiderme ; à la périphérie de cette peau, sous l'épiderme décollé et resté en place, on voit comme un semis de gouttelettes blanches, concrètes. Par places et surtout vers la face interne et inférieure de la jambe existe une sorte de pseudo-membrane assez adhérente. On ne peut plus distinguer la place de l'excoriation qui a été le point de départ du mal.

Le derme dénudé est rouge. Cette rougeur remonte bien au-dessus de la dénudation qu'elle dépasse également en bas. Sur le pied. à la face dorsale, elle est assez peu vive. A la jambe, elle est d'un rose groseille uniforme, formant comme une couche continue. Sur les limites supérieures, l'aspect de la rougeur se modifie peu à peu ; il n'y a pas de bourrelet limitrophe. Elle se continue sur la face postérieure de la cuisse par de fines arborisations. Sur la face antéro-interne on voit de nombreux groupes d'arborisations, formant des îlots séparés par une peau en apparence saine. Ces îlots rosés dans lesquels on retrouve un fin lacis vasculaire remontent en s'atténuant jusqu'à la partie moyenne de la cuisse. Au milieu de ces arborisations se voient trois ou quatre traînées de lymphangite tronculaire, se dirigeant vers la racine du membre. Le plus volumineux de ces troncs enflammés passe sur la face interne du genou où il forme un ruban large d'un centimètre, d'une coloration rosée tirant sur le violet. Les ganglions du triangle de Scarpa sont très manifestement engorgés. Ils sont peu douloureux.

Le gonflement est assez considérable surtout à la jambe et au cou-de-pied.

La pression du doigt fait disparaître la rougeur à peu près complètement et laisse une empreinte peu profonde à la jambe où l'œdème est assez dur. plus profonde sur la face dorsale du pied.

A la partie supérieure de la jambe et à la cuisse, il n'y a pas d'œdème ; la rougeur disparaît et se reproduit avec grande rapidité. La peau enflammée donne au doigt la sensation d'une rénitence trés superficielle. La pression n'est que peu ou même pas douloureuse.

La peau est mortifiée en trois points : au niveau de la face antérieure de la jambe, le long du bord antérieur du tibia et un peu en dehors ; à cinq travers de doigt au-dessus de l'interligne tibio-tarsien, se voit une petite eschare brunâtre, feuille morte ; elle est irrégulièrement circulaire et présente à peu près les dimensions d'une pièce d'un franc. La peau rouge et œdématiée en est séparée par un cercle d'élimination ; elle est nettement coupée et l'eschare commence à se détacher par ses bords. D'après les indications que nous donne le malade, il est permis de la considérer comme la plus ancienne en date.

A côté de cette eschare, à peu près au même niveau, se voit sur la face interne du tibia une bandelette mortifiée de trois centimètres et demi de long sur un centimètre et demi de large. Elle est d'une couleur brune avec une teinte fortement rouillée. Elle commence, elle aussi, à se détacher de la peau voisine, mais par ses bords seulement ; le centre reste fortement adhérent.

Enfin, une troisième eschare siège au niveau de la malléole interne. Elle a un aspect tout différent ; elle est blanchâtre. A peine par places soupçonne-t-on une légère teinte sombre. Elle a presque le diamètre d'une pièce de cinq francs en argent ; elle est régulièrement circulaire. Elle ne semble pas prête à se détacher de la peau avoisinante ; toutefois, en bas, au niveau de la pointe de la malléole, est un orifice par lequel on fait sourdre un liquide puriforme d'un blanc sale. Une pression analogue exercée autour des autres eschares dans l'étendue d'un centimètre et demi environ fait sortir un liquide louche à peu près semblable.

Ce sont là les seuls points mortifiés. Notons cependant une particularité importante : sur la face antéro-interne, à quatre travers de doigt au-dessus de la malléole interne, est une sorte de fausse membrane croupale, assez adhérente, mais qu'on peut cependant détacher. Au-dessous le derme apparaît rouge cendré dans une étendue de quelques millimètres environ ; la piqûre d'épingle n'est sentie à ce niveau que si on enfonce de deux millimètres environ ; il y a donc commencement de sphacèle.

Tels sont les caractères physiques que nous avons notés.

Les douleurs spontanées manquent presque complètement : le

malade remue facilement son membre. Il dit que les douleurs ont été très vives pendant les premiers jours, mais depuis trois ou quatre jours il ne souffre plus.

L'état général est assez inquiétant ; il y a de l'agitation ; la parole est un peu incohérente. La fièvre est assez vive. La langue est blanche et humide. Les fonctions digestives ne paraissent que fort peu altérées.

Pas de diarrhée.

L auscultation ne révèle aucune lésion du côté du cœur ni du côté des poumons.

Ajoutons que le malade ne présente aucune trace de varices.

Le 11 mars, nous avons revu le malade. L'état général paraît s'être notablement amélioré; il répond plus posément aux questions.

L'état local paraît aussi plus satisfaisant; la rougeur ne s'est pas étendue ; seulement au niveau du creux poplité et un peu au-dessus, au lieu d'arborisation nous avons une plaque, toujours sans rebord. En revanche, les arborisations de la face interne de la cuisse ont pâli. Les traînées rouges se montrent mieux isolées ; elles sont aussi d'une teinte moins vive.

Sur la face interne du genou, la bande rouge signalée hier s'est très notablement élargie en un point. Il y a là une plaque assez saillante, arrondie, large comme une pièce d'un franc, rouge lie de vin au centre, dure et douloureuse ; il y a menace d'un abcès.

L'élimination des eschares s'accentue toujours par les bords. La pression fait couler un liquide louche, séro-purulent, sanieux.

L'œdème et l'empâtement semblent augmenter en bas et en dedans.

Les urines, examinées à plusieurs reprises par M. Netter, sont colorées et ne renferment ni sucre ni albumine.

Le 12. L'empâtement et l'œdème augmentent notablement. M. Duplay fait remarquer que la maladie ressemble à un phlegmon chez un variqueux ; mais il n'y a jamais eu la moindre varice.

La rougeur de la cuisse et les traînées de lymphangite ont considérablement pâli.

La plaque rouge de la face interne du genou s'élargit et s'élève. Il n'y a pas encore de fluctuation. Petite phlyctène remplie de sérosité blanche.

Le délire a disparu dans le jour; un peu d'agitation la nuit.

Le 13. La cuisse est presque complètement revenue à l'état normal. Les traînées de lymphangite ont disparu. Du côté du genou, la phlyctène s'est étendue ; le liquide blanc qu'elle renferme s'est épaissi, pas de sphacèle. A la jambe, les eschares se détachent. Le décollement de la peau s'est étendu. L'eschare de la malléole est presque entièrement détachée. L'œdème du pied a diminué.

L'état général est meilleur. T. 38°,4.

La lymphangite est arrêtée; il ne reste plus que du phlegmon sous-cutané à la partie inférieure de la jambe.

Pansement phéniqué.

Le 14. L'amélioration continue.

Fluctuation au niveau de la face interne du genou; ouverture d'un petit abcès.

Elimination des eschares presque terminée.

La peau est décollée dans le tiers inférieur de la région interne de la jambe.

Diarrhée.

Le malade se plaint de sentir le goût d'acide phénique. Probablement il y a peu d'intoxication. T. 37°,6.

Le 15. Rien de nouveau. Eschares détachées à la jambe, où elles sont suivies de la portion correspondante du tissu cellulaire sous-cutané. Dans l'ulcération succédant à l'eschare qui occupait la face interne du tibia, on aperçoit une grosse veine, probablement oblitérée. La peau semble en voie de se recoller.

Diarrhée arrêtée. T. 38°.

Le 16. L'amélioration continue. Le malade mange et dort bien. Cependant la diarrhée a reparu. La température du matin n'a pas été prise. Vers trois heures, frisson violent, puis fièvre intense. A cinq heures, le malade avait 40°. On lui donne 0,50 centigrammes de sulfate de quinine.

Le 17. Les plaies laissées par la chute des eschares ont bon aspect. La peau se recolle, mais plusieurs traînées d'angioleucite sont apparues sur la face interne du genou et remontent à la cuisse jusqu'au triangle de Scarpa, où les ganglions sont durs et douloureux.

La langue est blanche, la diarrhée considérable, la soif très vive. Il y a de l'agitation, mais peu de délire.

La température est de 39°,6. Sulfate de quinine, 1 gramme en deux doses.

Le soir, T. 40°.

Le 18. La lymphangite a gagné sur la cuisse. De plus, la rougeur s'est étendue sur le dos du pied jusqu'à la racine des orteils. Il y a un œdème assez considérable. La rougeur est rose pâle formée d'îlots d'arborisation laissant entre eux quelques rares intervalles de peau saine.

Pas de nouveau frisson. Langue large et blanche. Diarrhée. T. 38°,6. On continue le sulfate de quinine.

Le 19. L'état local ne s'est point aggravé; la rougeur est restée stationnaire, seulement au niveau du pied l'épiderme est soulevé par un liquide lactescent.

Le 20. La phlyctène du pied s'est rompue; elle est remplacée par une croûte jaunâtre adhérente au derme.

A dater de ce jour je n'ai plus revu le malade ; la fin de l'observation a été recueillie par M. Netter.

Depuis le 20 mars le malade marcha rapidement vers la guérison.

8 avril Les plaies laissées à la jambe par la chute des escharres avaient beaucoup diminué; les bords étaient complètement recollés.

Le petit abcès angioleucitique à la face interne du genou était resté fistuleux et la petite plaie laissait suinter un liquide séreux.

L'état général était très satisfaisant.

Le 9. Le malade éprouva pendant la nuit une vive douleur du côté gauche de la poitrine; la respiration était fort difficile. Une application de ventouses amena un peu de soulagement.

Le matin, à la visite, la dyspnée et la douleur persistent.

Les battements du cœur sont irréguliers, précipités, sans souffle.

La matité précordiale paraît augmentée.

La respiration se fait mal.

Les extrémités sont refroidies. T. 37,5.

On pense à une embolie pulmonaire ou à une péricardite, mais ni l'un ni l'autre de ces deux diagnostics ne peut être appuyé sur des signes physiques. Ventouses scarifiées, vésicatoire à la région précordiale. Potion de Todd.

Le 10. Mieux.

Le 11. L'amélioration persiste.

Le 12. Rechute; face pâle; extrémités froides. Aucune modification dans les signes physiques. Même traitement.

Mort dans la nuit du 13.

Autopsie le 15 avril. Il n'y a rien au cerveau ni dans le poumon. Le cœur est hypertrophié, sa surface villeuse indique une péricardite récente sans épanchement. L'hypertrophie porte surtout sur le ventricule gauche; il n'y a pas de lésions valvulaires.

L'aorte est athéromateuse et dilatée à son origine.

Les reins sont sclérosés et gras; sclérose des artères rénales.

La dissection du membre inférieur ne montre ni phlébite superficielle ni phlébite profonde.

Les ganglions lymphatiques sont revenus à l'état normal.

Observation V (inédite).

Lymphangite gangréneuse du membre inférieur gauche. Cautérisation au fer rouge. — Amélioration. — Mort par pleuro-pneumonie.

(Service de M. le professeur Verneuil, recueillie et communiquée par M. Bruchet, interne de service.)

Homme habituellement bien portant, robuste et d'assez forte musculature, paraissant cependant plus vieux que son âge; aucune altération appréciable des viscères; pas d'indices d'alcoolisme.

Il y a quinze jours, dans le but d'atteindre un point du mur plus élevé que sa taille, il voulut monter sur une chaise; il mit le pied sur le bord de celle-ci, et fit effort pour se hausser; mais alors, sous cette pression, la chaise se renversa sur lui et le dossier vint lui heurter violemment la crête et la face interne du tibia, au niveau de sa partie moyenne environ; il en résulta une petite plaie contuse de peu d'importance; aussi les jours suivants cet homme continuat-il à travailler, sans accorder plus d'attention à l'accident dont il souffrait, du reste, très médiocrement. Il en fut ainsi pendant huit à dix jours, mais, dans la soirée du 24 mai, la plaie devint plus douloureuse et le blessé éprouva un certain malaise; dans la nuit du même jour, il fut pris d'une fièvre assez vive, précédée de frissons.

Le lendemain matin, la jambe contusionnée était rouge, douloureuse, et le malade, en raison de cet état et du malaise général, est obligé de garder le lit.

Pendant les premiers jours qui suivirent l'invasion des accidents, on fit sur le membre des applications émollientes, mais tous les symptômes allèrent en s'aggravant, la jambe se tuméfiait et devenait plus douloureuse, plus impotente.

Le 28 mai, paraît-il, d'après les renseignements un peu vagues du malade, il apparut que la peau commençait à se mortifier en un point de la face interne de la jambe, en dedans de la plaie primitive. C'est-ce qui décida le médecin qui le soignait à pratiquer ce jour-là, puis le lendemain, une longue et profonde incision à travers les téguments ; ces deux ouvertures furent faites au bistouri, parallèles l'une à l'autre ; la première très rapprochée du bord interne du tibia, la seconde séparée de l'autre par un assez étroit intervalle. Malgré cela, le sphacèle de la peau se prononce davantage et s'étend et la rougeur augmente, gagne le creux poplité, la face interne de la cuisse, en même temps que persistent les symptômes généraux, l'inappétence, la fièvre, etc.

C'est alors qu'on se décida à transporter le blessé à l'hôpital.

A son entrée, nous constatons, en effet, sur la jambe gauche, une petite plaie triangulaire superficielle, résultat de traumatisme, et siégeant sur la face interne du tibia ; plus en arrière, au niveau du bord du mollet, deux grandes incisions, limitées par des téguments sphacélés, en sorte qu'elles sont maintenant en pleine eschare ; elles sont béantes et laissent voir du tissu cellulaire également mortifié.

La jambe est assez volumineuse, sans qu'il y ait cependant de tension bien forte. Les téguments sont tuméfiés, rouges d'une rougeur érysipélateuse ; en pressant un peu autour des ouvertures faites à la peau, on fait sourdre une quantité assez minime de pus provenant d'un tissu cellulaire sous-cutané, et on perçoit facilement de la crépitation d'emphysème limitée au pourtour des plaies. Mais ce qu'il y a de plus inquiétant dans cet état du membre, c'est la présence et l'étendue des eschares qui environnent les plaies ; la plaie primitive est réunie à la première incision par une première eschare, occupant, en largeur, une bonne partie de la face interne du tibia, et déja parcheminée et adhérente à l'os ; le pont de peau qui sépare les deux ouvertures chirurgicales, et qui a environ 2 centimètres de large, est sphacélé dans toute son étendue et, enfin, sur les autres points du contour de ces incisions, les téguments sont aussi mortifiés dans l'étendue de quelques millimètres.

Mais l'affection secondaire n'est pas bornée à la jambe ; la rougeur occupe la cuisse, le creux poplité, les faces interne et externes de la cuisse, la face antérieure est seule restée plus indemne ; c'est la rougeur uniforme et vive de la lymphangite réticulaire avec des traînées rouges sur les bords qui confirment encore la nature de l'inflammation. Il y a de plus, dans l'aine, de gros ganglions enflammés douloureux.

La cuisse n'est, du reste, pas très augmentée de volume, il n'y a de tuméfaction que sur les régions atteintes de lymphangite, et cette tuméfaction paraît superficielle, bornée à la peau et au tissu cellulaire sous-jacent ; il n'y a pas, en somme, de phlegmon diffus profond, ni même superficiel.

Sur la peau du creux poplité, nous remarquons, en outre, deux ou trois petites plaques violacées ecchymotiques, qui indiquent un sphacèle commençant ; une autre plaque plus large, de même aspect, existe sur le tiers moyen de la face externe de la cuisse.

En présence de pareilles lésions, il nous était naturellement imposé de chercher dans un état constitutionnel ou dans une affection viscérale, l'explication de la gravité qu'affectait cette lymphangite ; mais, malgré un examen attentif, il nous est impossible de rien découvrir qui puisse nous éclairer à ce sujet ; les urines ne contiennent ni sucre, ni albumine, il ne paraît pas y avoir d'affection hépatique et le malade n'a vraiment pas la tournure d'un alcoolisme. Malgré le mouvement fébrile assez prononcé qui résulte d'un empoisonnement septique inévitable, son état général n'est pas trop mauvais, il est tranquille, paraît offrir assez de résistance, la langue est humide et bonne, l'intelligence est intacte. Des toniques sont administrés au malade ; potion de Todd ; extrait de quinquina et on pratique une désinfection aussi complète que possible des foyers ouverts avec les solutions phéniquées.

1er juin. T. soir, 39,6.

Le 2. T. matin, 39 ; T. soir, 39,6.

Le 3. Les plaques violacées du creux du jarret sont devenues de véritables points de sphacèle, celle de la face externe de la cuisse est devenue plus étendue, et présente, en certains points, les caractères d'une eschare ordinaire. Pas d'emphysème du tissu cellulaire à leur niveau, pas non plus de gonflement exagéré, de distension des téguments ; ce sont essentiellement des îlots des gangrène sur un fond de lymphangite.

Le malade mange peu, il ne souffre pas beaucoup, conserve une langue humide et rose et l'intégrité de l'intelligence.

T. matin, 38,6 ; T. soir, 39,6.

Le 4. La plaque de mortification des téguments de la cuisse forme une eschare complète, avec des points blanc sales, elle s'est notablement étendue par en haut ; elle a maintenant une forme allongée suivant l'axe du membre, son grand diamètre est d'au moins 10 centimètres.

M. Verneuil décide d'intervenir et de faire des applications de fer rouge. M. Verneuil pratique donc, avec le thermo-cautère, une série de ponctions distancées d'un centimètre environ ; ces ponctions sont faites dans l'eschare même et une à chaque extrémité dans les téguments non mortifiés ; ces ouvertures ne donnent pas issue à du pus, mais seulement à un liquide séreux.

En outre, comme la face externe de la jambe est très rouge, un peu violacée, même tuméfiée, pour éviter la formation d'une nouvelle eschare, qu'on peut redouter, M. Verneuil y pratique aussi quelques ponctions avec le cautère cutellaire, il ne s'écoule pas plus de pus qu'à la cuisse.

Au creux poplité, par la réunion des plaques primitives, il s'est fait une large eschare irrégulière, plus avancée alors que celle de la cuisse.

T., matin, 39° ; soir, 39,5.

Le 5. Le malade paraît un peu amélioré ; l'eschare qui a été touchée avec le fer rouge, au lieu de continuer son extension rapide, n'a fait aucun progrès, elle est plus sèche, plus parcheminée. A la jambe, la tuméfaction de la face externe a certainement diminué ; pas de nouvelles eschares.

L'état général continue encore à être satisfaisant ; la plaie primitive a bon aspect et s'est couverte de bourgeons charnus.

T., matin, 38,4 ; soir, 38,4.

Aucun progrès, elle est plus sèche, plus parcheminée ; la gangrène n'a fait autour la tuméfaction est un peu moindre. A la jambe, autour des piqûres, la tuméfaction a certainement diminué, pas de nouvelles eschares. Le malade n'est pas très déprimé, il a bon courage, la langue est toujours humide et bonne.

T., matin, 38,4; soir, 38,4.

Le 6. Même état, cependant il y a quelque chose de plus, le malade présente un certain degré d'oppression, la respiration est plus fréquente que normalement; à l'auscultation, qui est pratiquée rapidement à cause de la difficulté de mouvoir le malade, on n'entend que des râles sonores et muqueux aux bases, on pense à de la congestion pulmonaire, et on fait appliquer des ventouses sèches sur la poitrine.

T., matin, 38,5; soir, 38,4

La jambe est moins tuméfiée qu'elle ne l'était les premiers jours; en pressant sur les téguments qui environnent les ouvertures chirurgicales, on fait sourdre un peu de pus bien lié, de bonne apparence.

La plaie primitive est rosée et bourgeonnante, et enfin sur la face externe où ont été appliquées les pointes de feu, la tuméfaction et la rougeur sont maintenant moins prononcées et, chose importante, autour des ponctions faites avec le thermo-cautère, il ne s'est formé que le petit cercle habituel en pareil cas; un petit cercle blanchâtre, vésiculeux, entoure l'ouverture. La plaque sphacélée de la face externe de la cuisse paraît bien limitée, depuis l'application du fer rouge, elle n'a guère gagné que 1 à 2 centimètres, et n'a pas dépassé les ponctions faites sur ces téguments non encore sphacélés. A ce niveau, elle se termine en pointe; elle est sèche et noire, tranche nettement avec les parties voisines qui sont encore rouges, un peu moins tuméfiées cependant.

L'eschare du jarret, elle, s'est au contraire étendue; elle est irrégulière et humide; elle commence à s'éliminer et à se séparer par ses bords qui sont déchiquetés, coupés à pic.

La peau de la face interne de la cuisse reste rouge, couverte de sa lymphangite réticulaire, et en plus, tout à fait en haut et au niveau du pli inguiné scrotal, la peau est devenue blanc sale au-dessous d'une phlyctène, et se mortifiera sûrement sur une certaine étendue.

Malgré tout, M. Verneuil conserve encore l'espoir de sauver le malade, en raison surtout de l'aspect favorable de la plaie primitive, et de la langue qui reste humide. Ce qui est plus inquiétant, c'est toujours un certain degré d'oppression dont témoignent des respirations assez fréquentes (20 à 25).

Cependant, on n'entend pas de souffle. Un peu d'expectoration, crachats aérés et assez visqueux, mais sans teinte rouillée.

T., matin, 38,6 ; soir, 39°.

Le 8. L'eschare, au haut de la face interne, est nettement formée avec des caractères différents des premières, c'est une plaque blanche allongée, de 8 à 10 centimètres de diamètre longitudinal, ressemblant à une large vésicule mal remplie, affaissée et ayant un aspect pultacé. Au dessus d'elle, les téguments sont rouges et plus tuméfiés, tendus, que les jours précédents. M. Verneuil pratique, dans cette eschare, de nouvelles ponctions avec le thermocautère. Les eschares du creux poplité sont déjà largement détachées. On cherche à remonter le malade par toutes sortes de toniques.

T., matin, 39,9; soir, 37,5.

Le 9. Rien de particulier à l'état du membre, mais l'oppression est devenue plus forte ; il y a en moyenne 30 à 35 respirations par minute, et le malade est plus déprimé.

L'idée d'une pneumonie devient de plus en plus probable, cependant il n'y a pas de douleur de côté, pas de signes physiques autres que des râles sonores et humides aux bases, surtout à droite. On prescrit 1 gr. 50 d'ipéca.

T., matin, 37,8 ; soir, 37°.

Le 10. Le malade n'a pu vomir, et son état est plus grave encore qu'hier, il y a menace d'asphyxie, la respiration est très fréquente, pénible, le visage est couvert de sueur, et la figure violacée. La dépression est très grande et la parole altérée, saccadée, sans véritable délire.

Du côté du membre, rien de spécial n'est survenu. L'eschare de la face externe commence à se détacher par ses bourds. Celle du creux poplité est tombée en grande partie et à causé une perte de substance très irrégulière aux téguments. Celle du haut de la face interne a toujours les mêmescaractères, l'épiderme soulevé ne s'en est pas détaché et lui donne encore l'aspect pultacé.

M. Verneuil voyant du danger du côté du poumon, insiste de

nouveau sur les vomitifs, et prescrit un ipéca avec un peu de tartre stibié, 0 gr. 05.

T., matin, 59,4.

Le malade n'a pas vomi davantage, s'est graduellement déprimé de plus en plus, et sur le soir, il est mourant.

T., 59,5. Il meurt dans la nuit.

Le 12. *Autopsie.* Les eschares étaient en grande partie détachées ; le quart au moins de la peau de la jambe et de la cuisse était mortifié. Dans une zone assez étendue autour des eschares, infiltration puriforme avec des points de ramollissements gros comme un pois ou une noisette. Ces petits abcès sont surtout nombreux le long de la face interne de la cuisse. Il n'y a pas d'eschare à ce niveau, mais l'infiltration remonte presque jusqu'à la pointe du triangle de Scarpa. Cette infiltration est formée d'un certain nombre de traînées longitudinales, autour desquelles se voient des amas de pus encore solides remplissant les mailles du tissu non cutané. On peut voir, en certains points, des petits blocs de matière puriforme gélatineuse.

A mesure que l'on se rapproche du triangle de Scarpa, l'infiltration diminue de largeur, pour n'être enfin représentée que par trois ou quatre traînées blanc jaunâtre, qui correspondent exactement au trajet connu de lymphatiques. Nous avons disséqué ces cordons dans une étendue de plusieurs centimètres, en nous dirigeant vers les ganglions. Il nous a été impossible de les suivre jusque-là; ils disparaissaient brusquement. Nous les avons soumis à l'examen microscopique et M. Mayor a bien voulu nous remettre une note que nous avons donnée plus haut. Ce phlegmon sous-cutané est tout à fait récent. A la partie supérieure, il n'y a pas encore de ramollissement; les petits abcès enkystés commencent à se montrer vers le tiers inférieur de la cuisse, ils augmentent de volume à mesure que l'on se rapproche du genou, la face interne et la bourse prérotulienne sont le siège d'un vaste décollement.

L'articulation est absolument saine.

Aucune lésion dans les couches sous-aponévrotiques.

Artère et veines crurales saines.

La veine saphène est saine ; nous l'avons disséquée depuis son embouchure jusqu'au niveau du genou ; là, elle traversait une eschare en voie d'élimination, elle disparaissait brusquement, mais elle ne renfermait aucune espèce de caillot. Ganglions du triangle de Scarpa très volumineux, rouges, mais sans pus ; intégrité absolue de tous les viscères qui ont été rigoureusement examinées ; pleuro-pneumonie à droite ; la pleurésie était peu marquée et datait de peu ; la pneumonie occupait le centre du poumon, était très étendue, et commençait à se ramollir.

Observation VI (inédite).

Erysipèle et lymphangite du membre inférieur gauche. Gangrène de la peau du dos du pied. Guérison.

Service de M. Verneuil, commun. par M. Ch. Labbé.)

Robillard, (Adéline), âgée de 42 ans, entra le 19 février salle Saint-Augustin, lit nº 2, à la Pitié ; pour un hygroma enflammé de la bourse prérotulienne gauche, reconnaissant pour cause une chute faite quelques jours auparavant.

La région est rouge, enflammée, un peu fluctuante. Application de cataplasmes.

L'inflammation gagnant la face externe de la partie inférieure de a cuisse, on pratiqua le 27 février deux incisions qui donnèrent issue à une petite quantité de pus.

Tout alla bien pendant quelques jours, mais le 1er mars, la malade accuse quelques frissons légers et un peu de malaise. Les bords de la plaie de la cuisse sont un peu plus douloureux, sans cependant présenter de rougeur ; les ganglions de l'aine sont douloureux et légèrement augmentés de volume. Bientôt, on voit partir des lèvres de la plaie quelques traînées rougeâtres qui s'irradient vers la racine de la cuisse.

Les jours suivants la rougeur s'étendit, prit un aspect érysipélateux, avec un léger relief, et ne s'arrêta qu'au pli de l'aîne, intéressant aussi la grande lèvre gauche qui s'œdématia fortement.

En même temps la rougeur descendait sur la jambe et le pied qui présentait un œdème assez prononcé.

Le 12 mars apparut sur la face dorsale du pied une grande phlyctène remplie d'une sérosité roussâtre.

Elle fut crevée le 13, et l'on peut voir qu'elle recouvrait une plaque blanche ressemblant à une fausse membrane.

Cette eschare, de la grandeur d'une pièce de cinq francs était limitée par des bords très nets légèrements découpés et sinueux.

Le 20. Cette plaque gangrenée était détachée et la plaie complètement détergée, mais le pied présentait toujours un gonflement assez notable et la malade accusait à la partie externe du cou de pied une légère douleur, avec un peu de rougeur en ce point. Tout le reste du membre avait repris sa coloration normale.

La fluctuation se montra et une incision pratiquée le 29 mars donna issue à une notable quantité de pus. La peau était décollée dans une étendue de 4 à 5 cent.

L'amélioration fut très rapide, et l'œdème du pied disparut rapi dement.

Il se fit cependant un autre abcès en arrière de la malléole interne, il s'ouvrit spontanément le 3 avril.

Symptômes généraux. — Les phénomènes les plus graves se montrèrent en même temps que les accidents locaux.

Pendant plusieurs jours il y eut du délire la nuit; une adynamie profonde et diarrhée profuse.

Il se produisit une eschare au sacrum.

La fièvre fut très vive.

La température atteignit le 5 mars au soir 41,2; jusqu'au 10 mars elle oscilla entre 39,2 et 40,2.

Le 11 au soir elle remonta à 40,8.

Le 12. Le thermomètre marquait encore 40,2, mais le 13 au matin la fièvre était complètement tombée, la température n'était plus que 37,2. Cette chute de la température marqua la fin des symptômes généraux; l'appétit revint peu à peu et la diarrhée cessa.

L'examen des grands viscères fut fait avec soin à diverses re prises, on ne trouva aucune lésion ni du foie, ni du poumon, ni du cœur.

Quant aux urines elles ont été examinées plusieurs fois, elles ne contiennent ni sucre ni albumine.

A partir du 3 avril l'état local s'améliora rapidement et la malade put quitter l'hôpital.

Sort guérie le 30 mai.

(Les renseignements qui ont servi à rédiger éette observation ont été fournis par M. Wins externe du service.)

Observation VII (inédite).

Lymphangite gangréneuse du membre inférieur droit.

(Service de M. le professeur Fournier; observation communiquée par M. Barthélemy, interne du service.)

La nommée Marie Lecam, âgée de 42 ans, journalière, entra le 26 juin 1880, à l'hôpital Saint-Louis, salle Saint-Thomas, lit n° 14. Bonne santé habituelle; aucune maladie antérieure; bonne alimentation; pas de surmenage; pas de syphilis, ni d'autre cause de débilitation générale.

La malade fut blessée par sa chaussure au niveau du talon gauche, dans la journée du 19 juin 1880.

Le lendemain, 20 juin, elle éprouva une cuisson légère et un peu de chaleur au niveau de sa blessure; en même temps elle eut des frissons, et une fièvre assez vive pendant la nuit.

Le lundi 21 juin, la partie inférieure de la jambe était rouge; la gêne fonctionnelle assez considérable; violents frissons, fièvre intense, céphalalgie. agitation pendant la nuit.

Le 22. Les frissons ne se reproduisirent pas; la fièvre resta très intense.

La malade s'aperçut que la rougeur remontait jusqu'au genou.

La malade dut garder complètement le lit, à partir du 24; elle était fort souffrante, très agitée, avec une violente fièvre et des sueurs abondantes.

Le samedi 26 juin, elle entra à l'hôpital.

La fièvre est intense, mais l'état général ne paraît pas trop mauvais, et constraste à ce point de vue avec la lésion du membre inférieur. Celui-ci est envahi par une lymphangite occupant tout le mollet; la couleur est rouge éclatante, purpurique. Cette teinte purpurique s'étend, de la région sus-malléolaire à la crète du tibia.

Il s'agit d'une lymphangite reticulaire intense, et tout le réseau vasculaire cutané est excessivement congestionné.

Les réseaux partent du talon, passent derrière les malléoles, et s'irradient sur la jambe aussi bien du côté du mollet que sur les faces latérales et antérieures, de manière à envelopper complètement toute la surface de la jambe.

Il y a encore quelques îlots de phlyctènes. L'épiderme est çà et là soulevé par une sérosité rosée, de manière à présenter l'aspect du frai de grenouille, ou du zona à grosses bulles.

Le 27. La rougeur intense de la veille est masquée par une immense phlyctène, qui fait le tour de la partie moyenne de la jambe et qui présente une longueur d'au moins 20 centimètres.

La douleur est très modérée.

Le lendemain 28, M. Fournier voit pour la première fois la malade.

La phlyctène est encore intacte; la coloration de la lymphangite n'a plus cet éclat purpurique du premier jour; mais une bande très accentuée d'angioleucite est apparue sur toute la face interne de la cuisse; elle monte jusque dans l'aine, où l'on trouve des ganglions engorgés et douloureux.

Le lendemain, le réseau inflammatoire occupe la face interne et antérieure de la cuisse; mais les phlyctènes ne dépassent pas le genou.

La sensibilité est conservée partout; M. Fournier enfonce à plusieurs reprises une épingle à travers la bulle, il ne tombe nulle part sur un endroit insensible; il s'écoule par les piqûres une sérosité sanguinolente très fluide et nullement louche.

La phlyctène s'est rompue en arrière, et l'on voit à ce niveau le derme dont les papilles sont à découvert.

Température axillaire matin, 39,3; soir, 39,6.

L'état local et l'état général restent stationnaires pendant deux jours.

1er juillet. La lymphite de la cuisse a presque complètement disparu; toutes les lésions paraissent se limiter à la jambe.

L'épiderme complètement décollé est enlevé, facilement, et l'on trouve au-dessous de lui, sur la face antérieure de la jambe, à la partie moyenne, le derme mortifié en trois points.

Ces eschares sont peu étendues, d'une surface égale à une pièce de 1 franc ou de 50 centimes, elles sont circulaires et très nettement limitées, d'une couleur blanchâtre ; elles ne sont pas lisses, mais comme ramollies, et boursouflées.

Toute sensibilité à disparu non seulement au niveau des eschares mais aussi dans l'étendue de 1 centimètre, sur la zone violacée qui les entoure.

Analyse des urines. Ni sucre, ni albuminurie, mais une quantité assez considérable d'oxalates.

Le 3. L'élimination des eschares commence ; ellle se fait de la périphérie au centre ; mais par lambeaux, et en quelque sorte couche par couche.

Le 4. Les eschares sont tombées, elles laissent des ulcérations, dont le fond grisâtre est formé par le tissu cellulaire sous-cutané ; les bords sont très nets, taillés à pic, ils sont décollés dans une très minime étendue.

Une nouvelle eschare s'est produite à côté des trois premières ; elles sont étagées sur une ligne verticale, très rapprochées, et séparées seulement par de minces languettes de peau saine.

Le 5. La dernière eschare se détache ; les ulcérations s'étendent un peu en surface, les languettes qui les séparent se mortifient.

Il serait impossible à ce moment d'établir un diagnostic rétrospectif ; l'aspect des plaies rappelle celui de l'ecthyma cachectique ou syphilitique profond.

De la lymphangite primitive il ne reste plus qu'une nodosité à peine rouge, à 3 travers de doigt au-dessus du condyle interne du fémur.

Diarrhée abondante depuis deux jours. Langue humide.

T. matin 38° ; soir 38,4.

Depuis hier il s'est formé un œdème blanc superficiel à la racine de la cuisse, il est impossible d'en trouver la cause.

Le derme est rouge et un peu empâté à la jambe, autour des eschares.

Le 6. L'œdème persiste à la racine de la cuisse et sur la paroi abdominale.

Le gonflement et l'empâtement s'accentuent davantage sur la jambe. On reconnaît un décollement sous-cutané, en passant à ce niveau on fait sourdre du pus par les ulcérations.

Les urines examinées de nouveau ne contiennent ni sucre, ni albumine.

Le 7. L'œdème a sensiblement diminué au niveau de la fesse; une très légère excoriation s'est produite à la partie postérieure de la fesse gauche. Mais elle n'est pas suffisante pour expliquer l'œdème.

Les plaies suppurent abondamment; les bords sont décollés; reposent sur le tissu cellulaire mortifié; le décollement s'étend à 8 centimètres vers la face externe; incision, drain, injection phéniquée.

Les petits points du derme qui séparaient les ulcérations sont détruits; il ne reste plus qu'une plaie de 8 centimètres dans le sens longitudinal, sur 3 centimètres au niveau de sa partie moyenne.

Le petit abcès angioleucitique qui siège à la face interne du genou est en voie de ramollissement.

La lymphangite est définitivement arrêtée.

La rougeur qui occupe toute la partie moyenne de la jambe est violacée, mais il n'y a pour ainsi dire plus d'inflammation franche.

L'épiderme paraît en voie de reproduction, il reste néanmoins à 3 travers de doigt au-dessous de la tête du péroné une ulcération très superficielle, de 3 centimètres d'étendue, dont le fond formé par le derme est granuleux et recouvert d'une mince exsudation blanc jaunâtre.

L'état général est bon; l'appétit revient un peu.

La langue est rose et humide.

La diarrhée à peu près arrêtée.

Température 38,4.

. . . .

Le 22. Nous avons revu la malade; la jambe n'est plus enflammée; les décollements assez étendus, qui se sont produits autour des eschares sont presque entièrement réparés.

La plaie laissée par la chute des eschares s'est élargie, elle a une forme triangulaire, et dans son point le plus large elle mesure 12 centimètres.

Elle ne dépasse pas l'aponévrose; le périoste du tibia n'a pas été détruit. Ses bords, taillés à pic, sont presque complètement recollés.

Mais la cicatrisation est fort lente à se faire.

L'état général n'est pas très satisfaisant; il y a de la fièvre le soir; les téguments sont pâles; l'appétit est bon, mais la malade a toujours un peu de diarrhée.

Observation VIII (personnelle).

Lymphangite gangréneuse de la jambe droite. Guérison de la lymphangite.
Mort d'hémorrhagie cérébrale le 8 juillet.
(Service de M. Delens, hôpital Ténon).

Le nommé Fillon, âgé de 60 ans, terrassier, est un alcoolique, il boit quatre ou cinq litres de vin par jour.

Il porte sur la jambe gauche de nombreuses cicatrices d'ulcères très probablement variqueux; guéris depuis de longues années. Il a été réformé pour cause de varices.

Le 23 février dernier, il fut reçu à l'hôpital Tenon, salle Saint-Michel, lit n° 17, pour un ulcère variqueux ancien, occupant la partie inférieure et externe de la jambe droite et se prolongeant en fer à cheval sur le bord antérieur du tibia et la moitié de la face interne.

3 mars. Il fut pris à l'improviste d'accidents généraux extrêmement violents. Fièvre intense, délire, diarrhée.

On vit apparaître autour de son ulcère une rougeur d'abord légère, qui s'étendit bientôt jusqu'au genou en prenant tous les caractères de la lymphangite.

Le délire persista jusqu'au 13 mars, avec des selles diarrhéiques involontaires.

Une grande amélioration se produisit alors, elle continua jusqu'au 19 mars.

Ce jour-là la fièvre reparut, avec un délire un peu moins violent que la première fois. Une nouvelle lymphangite se montra à la jambe droite, et la rougeur avec gonflement assez notable s'étendit depuis les orteils jusqu'au niveau du genou.

Au bout de trois ou quatre jours apparut sur le dos du pied une phlyctène fort étendue, au-dessous de laquelle se montra une large plaque de sphacèle. Une eschare apparut aussi sur la face antérieure de la jambe.

En même temps se formait un abcès au niveau de la bourse prérotulienne; on l'ouvrit; autour de l'incision se produisit une nouvelle eschare.

La rougeur et la fièvre disparurent au bout de cinq à six jours.

Ces renseignements nous ont été fournis par notre collègue M. Lavallée.

Le 30 mars nous avons trouvé le malade dans l'état suivant:

La jambe droite ne présente plus aucune rougeur; à peine un peu de gonflement et d'œdème dur à la partie inférieure.

Les téguments sont gangrenés en trois points principaux.

Au-dessous de la rotule, autour de l'incision, est une plaque à peu près circulaire de 5 centimètres de diamètre. Elle est d'une coloration brune avec des points jaunâtres; sèche, très adhérente, elle semble extrêmement mince. Le derme sain à la périphérie est seulement privé d'épiderme dans l'étendue de 1 centimètre.

Au tiers moyen de la jambe est une longue eschare analogue, commençant sur la face interne du tibia et se dirigeant obliquement en bas et en dehors pour arriver jusqu'à l'ulcère primitif. Autour d'elle l'épiderme est soulevé par une exsudation puriforme, adhérente au derme.

L'eschare elle-même se détache par ses bords qui sont extrêmement minces; on constate sa mobilité et on l'enlève aisément tout d'une pièce. Il reste une ulcération très superficielle n'intéressant qu'une très petite partie de l'épaisseur de la peau.

Enfin au niveau du pied, sur la moitié externe de la face dorsale depuis les troisième et quatrième orteils jusqu'au-dessous de la malléole externe, est une eschare elliptique, jaunâtre à sa partie antérieure, brune en arrière. Les bords en sont nettement découpés; elle est la première en date, et cependant elle adhère encore intimement par ses bords et par sa périphérie, sauf toutefois à la partie antérieure où se trouve un pertuis circulaire au niveau de la base du troisième orteil; par ce pertuis, en pressant sur l'eschare on fait sourdre un pus séreux. Tout autour l'épiderme est détruit ou soulevé par une exsudation blanchâtre.

Quant à l'ulcère variqueux, il ne s'est pas étendu, il est absolument sec et couvert d'une croûte brunâtre,

Autour de ces plaies ou eschares, la réaction inflammatoire est absolument nulle. Il n'y a pas la moindre trace de phlegmon.

Le malade n'a plus de fièvre depuis quatre jours, il a bon appétit, et tout semble devoir se passer très simplement.

Toutes ces plaques gangrenées sont remarquablement sèches; il faut attribuer cette particularité au pansement à l'alcool.

L'engorgement ganglionnaire qui a existé ces jours derniers a presque entièrement disparu.

Les urines examinées avec grand soin n'ont présenté ni sucre ni albumine.

Aucun signe d'affection cardiaque ou pulmonaire.

. . . .

24 juillet. La réparation a marché très lentement ; cependant le malade allait quitter l'hôpital vers le milieu de juin, quand il fut pris d'une pleurésie droite qui nécessita son passage dans le service de M. Rendu.

L'épanchement, peu abondant d'ailleurs, était presque complètement résorbé le 4 juillet.

Il fut pris alors, tout à coup, d'un délire furieux qui dura environ trente-six heures ; il tomba dans le coma, et la mort arriva au bout de quarante-huit heures.

A l'*autopsie* on trouva :

Un épaissement assez considérable des méninges ; une hémorrhagie peu étendue dans la protubérance et au niveau de l'insula du côté droit.

Dans la poitrine, traces de la pleurésie.

Aucune lésion cardiaque. Aorte extrêmement athéromateuse.

Dans l'abdomen. Pas de lésion hépatique bien nette. Congestion des reins, avec sclérose des artères rénales.

L'estomac et l'intestin étaient sains.

(Nous devons ces renseignements à l'obligeance de notre collègue Josias).

Observation IX (inédite).

Lymphangite gangréneuse du membre inférieur gauche. Mort.

(Service de M. Delens ; communiquée par M. Gilson, interne du service.)

Le jour de l'entrée de la malade on constate au niveau du pied et de l'extrémité inférieure de la jambe du côté gauche, une rougeur diffuse, présentant des caractères différents suivant les points. Au niveau du pied, la rougeur que l'on rencontre seulement sur la face dorsale a une couleur vive framboisée. La rougeur n'est pas limitée d'une manière nette sur les parties latérales, de plus la région est le siège de tuméfaction et de douleur. Enfin on constate la présence d'une énorme phlyctène dont on évacue la sérosité grâce à une piqûre d'épingle. Au contraire, sur la jambe la rougeur est plus sombre, au lieu d'être diffuse elle présente des bords très légèrement saillants et affectant un contour circulaire. Plus haut, c'est-à-dire à la partie supérieure de la jambe, aspect normal de téguments, pas de traînées rouges, pas de ganglions inguinaux tuméfiés ou douloureux. La jambe est alors mise dans une gouttière; cataplasme.

6 janvier. Le jour de l'entrée de la malade, délire; les pièces de pansements sont défaites par la malade et jetées hors du lit.

Le 7. Le lendemain matin on trouve l'épiderme de la phlyctène arraché et on peut alors observer le derme qui est à nu et qu'on voit couvert d'une nappe de pus. Pansement à l'alcool camphré. Chloral 4 grammes. Camisole de force. Malgré la médication, délire comme la nuit précédente.

Le 8. Le lendemain matin on voit, au niveau du derme dénudé une eschare noirâtre et sèche. Le lendemain et jours suivants même état, sauf l'état général qui se modifie. Le délire cesse et fait place au collapsus et même au coma. La veille de la mort, le dernier jour, 11 janvier, coma. Sous l'eschare s'est formée une collection purulente avec décollement des parties voisines; nous pratiquons deux incisions; on pratique des injections d'alcool camphré par un tube à drainage. Injection hypodermique d'éther. Acétate d'ammoniaque en potion. La malade succombe à 3 heures de l'après-midi.

En recherchant l'origine de cette lymphangite qui avait débuté deux ou trois jours avant l'entrée de la malade à l'hôpital, on ne trouve qu'une engelure située à la partie postérieure du pied et guérie grâce à une cicatrisation sous-épidermique.

A l'autopsie on trouve sous la peau de la jambe, même dans les points qui paraissaient non atteints pendant la vie, du pus situé dans les aréoles du derme et dans la couche sous-dermique. Mais pas de pus collecté en abcès. Pas d'abcès métastatiques dans le poumon, ni dans le foie.

Observation X (inédite).

Panaris superficiel du pouce gauche d'origine septique
Lymphangite gangréneuse.

(Communiquée par M. Barrette, interne des hôpitaux.)

Le 5 avril 1877, le nommé P..., âgé de 42 ans, garçon d'amphithéâtre à l'hospice des Ménages (Issy), alcoolique, ressentit une douleur assez vive au niveau du pli phalangien du pouce gauche.

On y voyait une crevasse transversale, et on pouvait constater une induration superficielle occupant le tiers moyen de la face palmaire du doigt.

Le 6 et le 7, les douleurs deviennent plus vives, lancinantes, le malade ressent à plusieurs reprises des accès de frissons, qui reviennent surtout la nuit et l'empêchent de dormir. Cataplasmes.

Le gonflement s'étend peu à peu à toute la face palmaire du doigt.

Le 9. l'épiderme s'est soulevé et forme une ampoule que nous ouvrons, il s'en écoule un pus séreux, sans caractères particuliers. Il n'y a ni douleur ni gonflement à l'éminence thénar.

Bains de guimauve. Cataplasmes.

Le lendemain nous constatons une rougeur diffuse s'étendant au dos du doigt et sur la partie postérieure de l'espace intermétacarpien, ainsi que trois traînées de lymphangite sur la partie postéro-externe de l'avant-bras.

Le gonflement de la main et de l'avant-bras augmente peu à peu durant trois jours et le 14 l'épiderme se décolle formant une vaste phlyctène partant de la face palmaire du pouce, au niveau de la première incision, contournant le bord interne de ce doigt et s'étendant en arrière et en haut jusqu'au delà de la racine du pouce. Une liquide séro-purulent s'écoule d'une incision que nous y pratiquons.

A partir de ce moment la fièvre tombe, le gonflement de l'avant-bras diminue, la lymphangite s'arrête, et les ganglions axillaires sont beaucoup moins douloureux.

Le 16 avril, enlevant avec des ciseaux les lambeaux d'épiderme, débris de la phlyctène, nous découvrons une ulcération allongée, partant du pli phalangien, foyer primitif du mal, contournant le bord interne du pouce, et remontant obliquement sur la partie dorsale du premier espace intermétacarpien jusqu'au niveau de l'articulation carpo-métacarpienne, où elle se terminait par un bord arrondi, à concavité inférieure. Les bords de l'ulcération, *très nettement* délimités, un peu sinueux, séparés l'un de l'autre par une substance variant entre 8 millimètres et 2 centimètres. La surface était sanieuse, couverte d'une couche pultacée, d'un gris noirâtre. Les caractères de la lésion, l'origine première du mal, qui était certainement l'absorption, par le derme dénudé au niveau de la crevasse, de liquides septiques provenant de cadavres, nous firent immédiatement penser à une ulcération gangréneuse du derme, ulcération dont la marche extensive dans un sens déterminé, suivant le trajet des lymphatiques, pouvait être considérée comme une lymphangite gangréneuse du derme.

Sous l'influence d'un pansement avec la charpie imbibée d'eau phéniquée, l'ulcération se déterge peu à peu, la suppuration diminue et, le 20 avril, toute sa surface était complètement détergée, rosée, bourgeonnante.

Le pansement phéniqué fut continué pendant quinze jours environ, l'ulcération se cicatrisa peu à peu et, dans les premiers jours de mai, on constatait la formation d'une cicatrice résistante, épaisse, dure, analogue à celle d'une brûlure au troisième degré, ce qui indiquait que le derme avait été assez profondément altéré.

Observation XI (Inédite)

Service de M. le professeur Fournier, salle Saint-Louis, n° 11. Cause inconnue. Evolution soudaine et très rapide d'une lymphite gangréneuse du fourreau de la verge. Guérison. Recueillie et communiquée par M. Barthélemy, interne du service.

Le nommé Georges Gauthier, âgé de 44 ans, crieur public, entra le 4 mars 1880, salle Saint-Louis, n° 41.

Pas d'antécédents héréditaires ni personnels. Pas de strume, pas de rhumatisme. Pas de syphilis connue. Une seule chaudepisse, il y a 22 ans. L'année dernière, il a été employé dans une fabrique de produits mercuriels. mais il n'y est resté que huit jours, car il avait de la conjonctivite, salivationébranlements des dents, surdité, etc., tous phénomènes qui disparurent rapidement avec la cause.

Jamais de maladie grave; pas d'autre cause dépressive que des excès alcooliques depuis 5 à 6 ans.

Quoi qu'il en soit, il est pâle, maigre et faible. Bien qu'il n'ait jamais eu de fièvre intermittente, son aspect rappelle assez bien celui des paludéens cachectiques.

Il y a 6 semaines qu'a éclaté sa maladie pour laquelle il vient à l'hôpital.

Ulcérations inguinales (1).

Malgré les dénégations du malade, malgré l'absence de toute cicatrice de tout symptôme spécifique antérieur; les caractères de ces ulcérations, leurs bords décollés, leur coloration blafarde, permettent à M. Fournier, de porter le diagnostic de gommes ganglionnaires doubles (Verneuil); de gommes inguinales symétriques survenant chez un homme atteint d'une syphilis ignorée. Soumis au traitement spécifique les lésions subissent en quelques jours, une amélioration extrêmement remarquable.

12 mars. Mais le traitement est mal supporté, le malade n'a que 3 grammes d'iodure de potassium et cependant il est atteint d'un *iodisme* intense. La dose ordinaire est pour lui un véritable toxique; cependant le malade a un pouls habituel de 68 pulsations et pas d'antécédents saturnins. On ne donne que kermès ioduré, 0,50 centigrammes.

Le 25. Le malade est toujours pâle et maigre. Etat général peu satisfaisant. Teint terreux; ni sucre ni albumine dans les urines. Rien au cœur, rien dans les sommets.

Pas de fièvre.

1er Avril. Les plaies des aines sont en voie de réparation. Le décollement est nul; l'ulcération n'augmente plus, le fond n'est plus fougueux, la suppuration n'est plus sanieuse, ni aussi abondante ; les bourgeons sont saillants et vivaces, et certains point apparaissent

(1) Cette observation se trouve rapportée au point de vue des gommes ganglionnaires dans la thèse de M. Ramage (Th. Paris, 1880, p. 25).

sous forme de véritable ulcus élévatum. Il faut réprimer des bourgeons au nitrate d'argent tous les 2 ou 3 jours.

Le 20. Depuis quelques jours les plaies font moins de progrès vers la guérison, le fond est redevenu jaunâtre et les bourgeons perdent leur vitalité. Cependant toute réparation n'est pas arrêtée ; elle est seulement beaucoup plus lente. *Toniques.*

Le 22. Le malade se sent mal à l'aise, depuis quelques jours, *gastralgie*, *insomnie*, *céphalalgie*, pâleur, faiblesse, teint terreux. *La fièvre se montre dans la journée* ; *elle n'existait nullement les jours précédents.*

Ce soir la fièvre est intense. 40e, pouls fort, régulier. 128. Le malade a du frisson, il a vomi, il a mal à la tête, il ressent une courbature généralisée.

Le malade accuse dans les parties génitales une douleur insolite ; on n'y observe cependant rien de notable (cataplasmes et bains prolongés).

Le 23. Ce matin, état fébrile persistant, encore un vomissement biliaire peu abondant, les ulcérations inguinales sont desséchées ; leur cicatrisation interrompue, mais elles ne sont le siège d'aucune tuméfaction, d'aucune rougeur, d'aucune douleur spéciale. La verge au contraire est fortement tuméfiée, et douloureuse au toucher. Le gonflement occupe le fourreau, depuis la racine, il est surtout prononcé au niveau du prépuce.

Le gland est intact.

Le moindre contact est douloureux.

Pas la moindre trace d'érysipèle autour des plaies inguinales, cataplasmes, bains, tampons pour maintenir relevés les bourses et la verge.

Ce soir, même état de fièvre. Pas de vomissements nouveaux.

Soif extrême. Gonflement encore plus marqué du fourreau du prépuce, dont le contact est toujours douloureux; c'est vers la partie moyenne de la face inférieure du gland, que se forme le point le plus tuméfié et le plus douloureux.

On aperçoit à ce niveau une plaque de l'*étendue d'une pièce d'un franc*, laquelle est remarquable par la teinte violacée ou brune qu'elle affecte. Il est manifeste que cette teinte provient d'une forte dilatation des veinules de la région. Pas la moindre phlyctène à sa surface, pas de rougeur inflammatoire, ni dans son voisinage, ni dans celui des ulcérations inguinales dont la réparation est tout à fait enrayée.

24 *avril* (matin). M. Fournier examine le malade, même fièvre, même gonflement extrême avec tension plus vive de la peau, même douleur exquise au moindre mouvement de la verge. Enfin, sur le fourreau, la plaque violacée s'est encore étendue, elle occupe la largeur d'une pièce de cinq francs environ. Il y a, autour des ulcérations inguinales une légère rougeur, cette rougeur s'est propagée jusqu'à elles, mais elle n'en est certainement pas partie ; cette rougeur, avec une certaine sensibilité de la peau, s'est surtout développée dans les poils du pubis et sur une partie de l'hypogastre, il est à noter que la douleur, au niveau de la rougeur, n'est pas très vive et qu'elle n'est, même à la peau saine, nullement limitée par un bourrelet saillant, enfin, la couleur est plus sombre que celle de l'érysipèle, elle est plus violacée que rouge.

25 *mars*. Ce matin la fièvre a beaucoup diminué, mais l'état général est toujours grave, la malade est très déprimé. Pas de sucre ni d'albumine.

L'état local s'est très modifié.

L'œdème du fourreau et du prépuce est toujours le même mais la douleur est presque nulle aujourd'hui.

D'autre part la plaque violacée est transformée en une plaque de même étendue, mais mollasse, douce, dépressible, tomenteuse et toute *blanche*.

Aucun liquide ne s'écoule, ni à sa surface ni à son pourtour, M. Fournier pense à la gangrène blanche de Quesnay.

Il diagnostique une lymphite pénienne terminée par gangrène de cause inconnue. Pas de masturbation, pas d'érection; en un mot, toute cause déterminante échappe ; on ne peut que constater les effets et la rapidité du processus.

La rougeur ne s'étend pas, les aines sont à peine envahies, le pubis à peine dépassé.

Toujours pas de bourrelets. Douleur presque nulle.

Le 27. Examen des urines : toujours rien.

La fièvre est tombée tout à fait depuis hier.

L'eschare blanche s'étend.

Les ulcérations inguinales sont comme flétries, elles sont affaissées, pas d'augmentation; mais pas de réparation.

Elles sont cependant à peine intéressées et les plaques rouges s'éteignent dans leur voisinage sans les entourer.

L'eschare très molle, et très blanche est limitée par deux plaques ulcérées et rouges.

Le 28. Il est manifeste que le travail morbide est enrayé. Les corps caverneux, le gland n'y ont pas participé et la peau seule du fourreau est intéressée dans toute son épaisseur.

Une douleur assez vive est apparue cette nuit dans le scrotum, il y a de plus un gonflement considérable, surtout du côté gauche.

Il y a tout lieu de craindre une nouvelle poussée, une récidive de lymphite et de sphacèle, cependant pas de rougeur.

1er *mai*. Rien ne s'est produit, cet œdème scrotal n'a pas abouti, il se dissipe comme il était venu.

Aujourd'hui tous les accidents sont apaisés, toute douleur a disparu.

Les plaques sus-pubiennes ont complètement pâli.

Le sphacèle du fourreau ne s'étend plus, il est bien limité et tranche toujours par sa consistance molle et sa coloration blanche.

Le 3. J'incise d'un coup de ciseaux l'eschare blanche et je l'enlève facilement; un peu de pus jaune, épais, de bonne nature commençait à la soulever et à la détacher des parties saines Il reste une plaie large, bourgeonnante, profonde, quoique n'intéressant absolument que la peau du pénis, mais toute la peau.

Dès lors la réparation commence à se faire dans les plaies inguinales, et elle se fait même si exactement que celles-ci sont cicatrisées en quelques jours.

La plaie du pénis est aussi en très bon état, rouge, couverte de bourgeons vivaces, elle se cicatrise cependant beaucoup plus lentement que celles des aines.

Rien d'ailleurs à noter dans tout le reste de la maladie.

Aujourd'hui, 10 juin, l'état général du malade est satisfaisant.

Je le trouve encore faible et terreux ; il va mieux cependant.

Quand à la plaie pénienne, elle n'a plus que l'étendue d'une pièce de 1 franc, et est plate et bourgeonnante. Le malade n'a jamais voulu, par crainte de souffrir, être cautérisé, aussi la guérison est-elle assez lentement obtenue.

Le malade sort quelques jours plus tard.

Observation XII (Inédite).

Service de M. Mauriac à l'hôpital du Midi. Erysipèle (lymphangite) du fourreau de la verge. Gangrène très étendue. Couleur blanche. Guérison. Communiquée par M. de Gastel, interne du service.

Le nommé Pommeret (Jules), 34 ans, journalier, entré le 2 mars 1880, salle n° 6, lit n° 32.

Il y a cinq ou six jours, quinze jours environ après le dernier coït, il voit apparaître un gonflement assez considérable de la verge et du scrotum; en même temps, sans qu'il puisse préciser davantage le moment exact, sur le dos de la verge, apparition d'une tache blanche, allongée, ayant, dès le début, la même dimension qu'elle présente aujourd'hui.

Ces jours-ci symptômes généraux, fièvre, céphalalgie, anorexie.

Le malade n'a subi aucun traumatisme ; pas de coït violent ; il y a cinq à six semaines, le malade a contracté une blennorrhagie, et son écoulement est encore assez abondant.

Comme topique, cataplasmes émollients, ceux-ci n'étant pas trop chauds on ne peut penser à une brûlure.

Le 3. *Etat actuel* La verge est le siège d'un gonflement œdémateux, peu tendu, plutôt rosé que rouge, à peine douloureux.

Plaque de sphacèle allongée, commençant au niveau du limbe du prépuce, sur le dos de la verge; s'étendant en longueur jusqu'à la base de la verge, mais en la contournant, de façon qu'elle occupe la partie inférieure en arrière. Arrivée au niveau du sillon péno-scrotal, elle se relève verticalement, pour gagner le dos de la verge.

Cette plaque, cette bande de sphacèle, ne mesure guère plus de 2 centimètres en largeur; sa surface est humide, sa coloration est d'un blanc de lait; rappelant la coloration et l'aspect de la fausse membrane diphthéritique au début.

Insensible à la piqûre.

Sécrétion nulle.

Les bourses présentent un gonflement érysipélateux siégeant seulement en avant, mais paraissant occuper aussi bien la peau que le tissu sous-cutané.

La rougeur remonte un peu au dessus du pubis.

L'urèthre ne présente pas de rétrécissement.

Les urines ne contiennent ni sucre, ni albumine.

Le malade n'est pas alcoolique.

Il présente les attributs d'une vieillesse précoce; bien qu'il ne soit âgé que de 34 ans, la face est ridée, la barbe et les cheveux sont presque blancs.

4 mars. La plaque de sphacèle a une coloration plus jaunâtre, elle est moins humide, elle semble se sécher.

Le 6. La plaque de sphacèle, jaunâtre sur toute son étendue, commence à se détacher sur ses bords.

Gonflement plus considérable et très douloureux du scrotum. Incision; il en sort une quantité assez considérable de pus légèrement sanguinolent; n'ayant pas de mauvaise odeur.

Le 10. La plaque sphacélée est complètement éliminée.

Au dessous plaie granuleuse.

Le malade jusqu'ici n'a été pansé qu'à l'eau alcoolisée.

Le 20. Tendance rapide à la guérison.

Le 24. J'ai vu le malade; la plaie était presque complètement cicatrisée.

On sentait à la racine dela verge du côté gauche un cordon dur, du volume d'une plume de corbeau.

Les ganglions ne présentaient pas d'engorgement.

Le malade quitta l'hôpital cinq ou six jours plus tard.

NOTA. — Bien que cette observation soit intitulée érysipèle gangréneux ; je crois devoir la considérer comme une lymphangite, en raison de son développement au cours d'une blennorrhagie ; en raison aussi du cordon induré qui a persisté sur le côté de la verge et qui ne me paraît pas pouvoir être attribué à autre chose qu'à une inflammation plastique du lymphatique dorsal de la verge.

INDEX BIBLIOGRAPHIQUE

Nous donnons ici les noms des principaux auteurs que nous avons cités, ou que nous avons plus particulièrement consultés pour la rédaction des différentes parties de notre travail.

A. — Historique.

BOUILLAUD. — 1834. Art. Lymphangite. Dict. en 15 vol., t. XI, p. 286.

BOUREL-RONCIÈRE. — 1872. La station navale du Brésil et de La Plata. Arch. de méd. navale, 1872, t. XIX, p. 335 et suiv.

DELAY. — 1852. De l'angioleucite aiguë, thèse de Paris.

ESCORNE. — 1866. D'un cas de lymphangite réticulaire pseudo-membraneuse, thèse de Paris.

LE DENTU. — 1875. Art. Lymphatique. Dict. de méd. et chir. pratiques, t. XXI, p. 44.

OLLIVIER (d'Angers). — 1838. Art. Lymphatique. Dict. en 30 vol., t. XVIII, p. 350.

QUINQUAUD. — 1874. Œdème aigu angioleucitique. Compte rendu de l'Acad. des sciences, 2 mars 1874, t. LXXIX, p. 654.

J. ROUX (de Toulon). — 1842. De l'angioleucite. Gazette médicale de Paris 1842, n° 4, p. 56.

TURREL. — 1844. Essai sur l'angioleucite, thèse de Paris.

VELPEAU. — 1835. Maladié du système lymphatique. Arch. génér. de méd., t. VIII, p. 319.

EUG. VINSON. — 1877. Contribution à l'étude de la lymphite grave à Maurice et à l'île de la Réunion. Arch. de méd. navale, 1877, t. XXVIII, p. 22.

B. — Rapports de l'érysipèle et de la lymphangite.

BLANDIN. — Note communiquée à Nélaton. Pathol. chirurg. de Nélaton t. I, p. 554, 1857

Cadiat. — 1873. Suppuration des lymphatiques dans l'érysipèle. Bull. Soc. anat., 14 février 1873.

Chassaignac. — 1859. Traité de la suppuration, t. I, p. 330 et suiv.

Armand Després. — 1862. Traité de l'érysipèle, p. 129 et suiv.

Féréol. — 1873. De l'érysipèle et de ses relations avec les maladies infectieuses. Discuss. à la Soc. méd. des hôpitaux. Compte rendu, 1873, p. 74.

Gosselin. — 1870. Art. Erysipèle. Dict. de méd. et chir. pratiques, t. XIV.

Hébra. — 1869. Traité des maladies de la peau (traduction Doyon), p. 333.

Liouville. — 1872. Compte rendu Société de biologie, juillet 1872.

Lordereau. — 1873. Suppuration dans l'érysipèle, thèse de Paris.

Nélaton. — 1857. Pathol. chirurg., t. I, p. 554.

Rayer. — 1835. Traité des maladies de la peau, t. I, p. 155.

M. Raynaud. — 1873. De l'érysipèle et de ses relations avec les maladies infectieuses. Discus. Soc. méd. hôp., 1873; comptes rendus, p. 52.

J. Renaut. — 1874. Etude clinique et histologique de l'érysipèle et des œdèmes de la peau, th. Paris, 1874.

Société de chirurgie. — 1872. Chassaignac, Desprès, Le Fort, Panas, Trélat, Verneuil. Discus. sur l'érysipèle. Bull. Soc. chirurg., séance du 24 avril 1872 jusqu'à séance du 24 juillet.

Terrier. — Manuel de path. chirurg. de Jamain et Terrier, t. I, p. 377 (érysipèle) et 524-525 (lymphangite).

Velpeau. — 1841. Clinique chirurg., t. III, p. 292.

C. — *Anatomie et physiologie pathologiques.*

Billroth. — Pathol. chirurg. générale (traduct. franç.), p. 316.

Cadiat. — 1874. Note sur l'érysipèle phlegmoneux. Journal d'anat. et de physiol., 1874, p. 410.

Compendium de chirurgie. — 1851. A.) Gangrène par inflammation, t. I, p. 234.

B.) Art. Lymphangite, t. II, p. 176.

Cruveilhier. — 1862. De la gangrène dans ses rapports avec l'inflammation. Anat. pathol. générale, t. IV, p. 300.

Dupuytren. — 1832. Gangrène des téguments dans le phlegmon diffus. Leçons orales, t. II, p. 295.

Hébra. — 1869. Traité des maladies de la peau (trad. Doyon), t. I, p. 328 et suiv.

De la Motte. — Développement des phlyctènes dans l'érysipèle. — Traité complet de chirurgie (3e édition, 1771), t. I, page 415.

Lancereaux. — 1875. Exsudation phlegmasique. Traité d'anatomie pathologique, t. I, pages 229, 235, 237.

Piorry. — Terminaison de l'inflammation par gangrène. Traité de pathologie iatrique et de médecine pratique, 1841, t. I, page 373.

Piorry. — Formation des phlyctènes. Traité de path. iatrique et de méd. prat., t. VII, 1848, pag. 399, 401.

Quesnay. — 1749. Mode de formation des phlyctènes. Traité de la gangrène, page 231.

M. Raynaud. — Art. Erysipèle. Dict. méd. et chir. prat., t. XIV, page 64.

J. Renaut. — 1873. Sur quelques modifications de l'épiderme et du corps muqueux de Malpighi dans l'érysipèle. Progrès médical 1873, page 221.

J. Renaut. — Anat. path. de la peau. In. manuel d'histol. pathol. de Cornil et Ranvier, 3e partie, pages 1184, 1194.

Vulpian. — 1868. Arch. de physiologie, p. 314, note sur un cas d'érysipèle.

D. *Phénomènes cliniques.*

F. Berger. — Influence des mal. constit. sur la marche des lésions traumat. Thèse d'agrég. chir., Paris, 1875.

Broca. — Rapidité de la gangrène chez les alcooliques. Journal de méd. et chir., 1876, page 541.

Chassaignac. — 1859. Traité de la suppuration, t. I, page 330. Angioleucite réticulaire.

Follin. — Lymphangite. Traité élém. de pathol. externe, 1872, t. II, page 572.

Gosselin. — Erysipèle gangréneux simulant une pustule maligne. Journal de médecine, 1871, page 572.

De la Motte. — Influence du froid sur la production de la gangrène. Traité complet de chirurgie (3e édit., 1771), page 301.

Le Dentu. — Art. Lymphangite. Dict. méd. et chir. pratiques.

Jules Quissac. — 1844. Considérations sur l'érysipèle gangréneux, l'érysipèle phlegmoneux et le phlegmon érysipélateux. Bibl. Fac., Paris, collect. in-8, no 188.

Sanson. — Erysipèle phlegmoneux veineux, Presse médicale, 1837, t. I, page 401.

Terrillon. — Septicémie aiguë à forme gangréneuse, Arch. génér. de méd., 1874, 6e série, t. XXIII, page 159.

Velpeau. — Arch. génér. de méd., 1835, t. VIII, pages 312 et suiv.

Gangrène blanche.

BILLROTH. — Pathol. chirurg. générale (trad. française), page 298.

CRUVEILHIER. — Gangrène par cadavérisation. Anatomie pathol. générale, t. IV (1862). 16e classe : des gangrènes, page 252.

JOHNSON. — Deux cas de gangrène blanche de la peau. Médico-chirurgical Review, t. XXVIII, page 341.

HERBERT-MAYO. — Gangrène blanche de la peau. Outlines of human pathology, part. I, p. 231. Anal. in medico-chirurg. Review, 1836, April 1, page 341 ; et dans le Journal des Connaissances méd. chirurg. de Paris, 1837, page 71.

NÉLATON. — Gangrène blanche de la peau. Pathol. chirurg., t. I, page 245.

QUESNAY. — Gangrène blanche. Traité de la gangrène, page 337.

CH. RACLE. — Mémoire sur de nouveaux caractères de la gangrène, etc. Gazette médicale de Paris, 1849, p. 958-980.

M. RAYNAUD. — Gangrène blanche. Art. gangrène, Dict. de méd. et chir. pratiques, t. XV, p. 612.

E. *Traitement.*

BAUDENS. — Note sur le traitement de l'érysipèle à l'aide du cautère actuel. Mém. de méd. chir. et pharm. militaires, 1836, t. XXXIX, p. 119.

BONNET (de Lyon). — Mémoire sur la cautérisation considérée comme moyen de combattre les accidents qui surviennent à la suite des opérations. Bull. génér. de thérapeutique, 1848, t. XXXIV, p. 119.

JOBERT (de Lamballe). — Considérations nouvelles sur l'étiologie et le traitement de la gangrène sèche des membres. Bull. génér. de thérapeutique, 1848, t. XXXIV, p. 35.

KUSS. — De l'emploi du caustique en chirurgie. Thèse d'agrég. en chir ; Strasbourg, 1844.

LARREY (D.-J.). — Erysipèle traité par le fer rouge. Journal La Clinique, 1827, t. I, n° 68.

LARREY (D.-J.). — Erysipèle gangréneux traité par le fer rouge. Clin. chirurg., 1829, t. I, p. 58-67.

PIORRY. — Traitement de la dermite septicémique par le fer rouge. Traité de path. iatrique et de méd. pratique, t. VII, p. 653 (1848).

Quesnay. — Usages du fer rouge contre la gangrène. Traité de la gangrène, p. 53.

Quillaut. — Indications du fer rouge dans la lymphangite infectieuse. Th. de Strasb., De la lymphangite infectieuse, 1853, n° 275.

Trousseau et Pidoux. — Médication substitutive. Traité de thérapeutique, 9e édit., t. I, p. 641 et suiv.

Trudeau. — Traitement du phlegmon diffus par le fer rouge. Thèse de Paris, 1878, n° 24.

Velpeau. Traitement de l'érysipèle phlegmoneux par le fer rouge. Clin. chirurg., t. III, p. 178.

TABLE DES MATIÈRES

Paris. — A. PARENT, imprimeur de la Faculté de Médecine, rue M.-le-Prince, 29-31.

Paris. — A. PARENT, imp. de la Faculté de Médecine, r. M.-le-Prince, 29-31.

www.ingramcontent.com/pod-product-compliance
Ingram Content Group UK Ltd.
Pitfield, Milton Keynes, MK11 3LW, UK
UKHW020143220726
13923UKWH00001B/347

9 782019 274672